加藤雅俊

1日3分!

血圧と血糖値を下げたいなら血管を鍛えなさい

講談社+α新書

はじめに

このたびは私の本を手に取ってくださってありがとうございます。私はこれまで高血圧の改善法について書いた本を何冊か出してきました。それらはおかげ様で、大変好評をいただいております。つまり日本には、高血圧に悩まれている人が多いということでしょう。

ところがその後、高血圧改善のために私のサロンを訪れる人たちに様々なヒアリングをおこなってきたところ、あることに気づきました。それは、皆さんが気にしているのは、実は血圧より血管なのではないか、ということです。「血圧を下げたい」と来られるのは確かなのですが、詳しく聞いてみると、「血管が心配だから血圧を下げたい」と考えているようなのです。

あらかじめお伝えしておきますと、血圧が高いと血管を傷める、ということはまったくありませんし、血圧が基準値より高いからといって必ずしも問題があるわけでもないのですが(詳しくは、私の前著『薬も減塩もいらない　1日1分で血圧は下がる!』を読んでいただければと思います)、いずれにしても多くの人が血管のことを相当気にされていることは間違いありません。

そこから私は、血管についていろいろ考えるようになりました。たしかに血管が丈夫であれば、心臓病や脳出血、脳梗塞といった疾患のリスクを減らせます。であれば、そもそも血管が丈夫であれば、血流がよく、体中の細胞に酸素や栄養がたっぷり運ばれますし、不要物もしっかり回収されて排出されます。人間の体というのはすべて細胞から成り立っていますから、細胞の一個一個が元気であれば、病気にもかかりませんし不調を感じることもありません。ということは、その細胞に酸素や栄養を運ぶ道である血管が元気になれば、今抱えている不調はもちろん、病気を改善させることもできるのではないか？　つまり、血管を制するものはすべてを制する。灯台下暗しではありませんが、当たり前すぎて見逃していたそんな事実に気づいたのです。

そこでこのたび私は、初めて「血管を鍛える」ということについて書かせていただこうと思ったのです。

まず、血管の大切さとその鍛え方について、どのようにお伝えすればわかりやすく、皆さんの心にストンと落ちて納得していただけるだろうか、と考えました。というのも私が今までに書いてきた高血圧の本は、どちらかというと医学論文や、様々な研究機関のデータなどに基づいて、「だから血圧はこうすれば下がるんです」という説明の仕方をしてきたものでした。しかしある頃から私は、論文や研究データだけを基に健康法を解説するのはどうなのか？　と思うようになってきたのです。なぜなら論文に書かれていることが絶対正解かというと、そうとは言い切れないからです。

これまで私は、古いものから最新のものまで、それこそ何百という医学論文と研究データに目を通してきました。そうすると、ものによっては正反対の研究結果を発表している論文にも多数遭遇するのです。たとえば卵に関する論文がよい例ですが、数年前までは「卵の食べすぎは心臓病のリスクを上げる」という論文データが信頼を集めていました。ところが研究が進んだ結果、最近は「卵を毎日食べたほうが心臓病や脳の疾患リスクが減る」という論文データのほうが支持されるようになってきています。

なぜこのように正反対の結果が出るのかと言いますと、それはデータサンプルの不正確さが原因です。運動をほとんどしない人をつかまえて卵を食べているかいないか調べ、「卵を食べている人のほうが心臓病をたくさん発症している」と言っても、その原因が必ずしも卵とは言い切れません。そもそも運動不足が原因なのでは……？　という話です。

このように論文とは、データを取っているサンプルが意外といい加減だったりするのです。本当に正確に調べようと思ったら、〝若く健康で運動をしている人〟などといったように、他の原因が考えにくいサンプルで調べなければならないでしょう。しかしそこまでサンプルを揃えることは難しく、不十分なサンプルで研究が進められ、それが世の中に発表されているのが現実です。結果ありきで都合のいいサンプルを抽出し、研究が進められることもあるかもしれません。

しかし私たちは、「お医者さんの研究なんだから間違いない」「海外の有名大学の論文だから確かだ」と信じてしまいがちです。そして、「言われた通り卵を控えているのにコレステロール値は高いまま」「塩分を控えているのに血圧は下がらない」といったことが起こっている。これが現実です。

そこで本書では、従来の医学理論や栄養理論を分析して、「ならばこれは体にいいはずだよね」「これはやっても意味ないはずだよね」と説明していく、そんな伝え方をしたいと思ったのです。

たとえば「食事の最初に野菜を食べて、その後タンパク質や糖質、脂質を摂ると太らない」と言われていますが、胃に入る順番を変えても、胃の中での2〜3時間という消化時間を考えれば、それはおかしい、ということがわかります。また、コレステロールは体に悪いと言われていますが、ではなぜ、自分の肝臓でコレステロールを作っているのでしょうか？そんなふうに、周りの情報に流されて忘れがちになっていた〝自然の摂理〟に立ち返って、血管について分析し、血管を丈夫にする体操を考案しました。

現代の医療は「対症療法」がほとんどで、本来はその原因を追究し、病気を治さなければならないはずが、血液検査で高く出た数値を下げる薬が処方されるだけです。血糖値やコレステロール値が高いなら、糖や脂をエネルギーとして使う筋肉を動かすことが根本的な解決法なのです。薬を飲む前に、自分でできることがあるはずです。

血管を制する者はすべてを制する。ぜひ本書を読んで健康な血管を取り戻し、この先もずっと病気にならない体を目指してほしいと思います。

◉目次

第2章　現代人の血管は弱っている!

第3章　心臓、脳……血管が硬いとこんなに怖い！

第4章　鍛えることで、血管がしなやかになる

第5章　血管と血液を健康にする食事

第１章

これだけでＯＫ 加藤式血管トレーニングとは？

血管を効率的に鍛えられる体操です

このたび私が考案した血管トレーニング法は、その名も「スーパーマン体操」です。これを聞いて皆さん、変な名前だなあ……と思われたのではないでしょうか？　でもこの奇妙な名前の体操を毎日たった３分おこなっていただくだけで、血管がしなやかになって様々な病気を予防することができるのです。

スーパーマン体操は、３つの動きから成り立っています。まず1つ目は「スーパーマンのポーズ」。うつぶせになってスーパーマンのように手足を上げて静止することで、筋肉が収縮します。これによって筋肉内を通る血管に負荷がかかり、血管平滑筋も鍛えられる、というわけです。

２つ目は「バタバタ運動」です。これは、血管をしなやかにする物質・ＮＯ（エヌオー）（一酸化窒素）の分泌を促すもの。ＮＯは血管内皮細胞に刺激が加わったときに分泌されます。つまり、「スーパーマンのポーズ」でギュッと収縮した筋肉を一気に緩め、かつ手足をバタバタと動かすことで、一気に血流を上げてNOの分泌を促すことができるのです（※NOについては第4章で述べています）。

最後は「スイスイ運動」になります。筋肉を収縮させて血管に負荷をかける「スーパーマンのポーズ」も、筋肉を激しく動かして血流をアップさせる「バタバタ運動」も、そもそも筋肉がなければ効果が少なくなってしまいます。そこで筋肉量も増やしてもらいたいと考え、最後にこの「スイスイ運動」を加えました。

血管を鍛えるには、筋肉を増やし、動かしていくことが鍵になります。ですが、そもそも血管が弱るほど筋肉量が落ちている人が、いきなり筋トレをおこなおうとしても難しいでしょう。よくお医者さんは、「毎日1万歩歩きましょう」などとすすめてきますが、距離にして約7㎞を毎日歩ける人は少ないですし、できたとしても面倒になってやめてしまうのがオチでしょう。何よりやみくもに運動をおこなったところで、血管を鍛えられるかというと、違います。血管を鍛えるには、それ専用の運動をしなければなりません。

「スーパーマン体操」は、血管を効率よく鍛えるために私が考案した体操です。動きも簡単ですし、1回1分もかかりません。でもこれだけで、硬くなってしまった血管をしなやかにリセットすることができるのです。

詳しいやり方については次ページ以降で解説していますので、早速今日から始めてみてください！

1日3分

加藤式血管トレーニングの3STEP

STEP 1 トレーニング スーパーマン体操

スーパーマンのポーズ
10秒
バタバタ運動
10秒
スイスイ運動
10秒

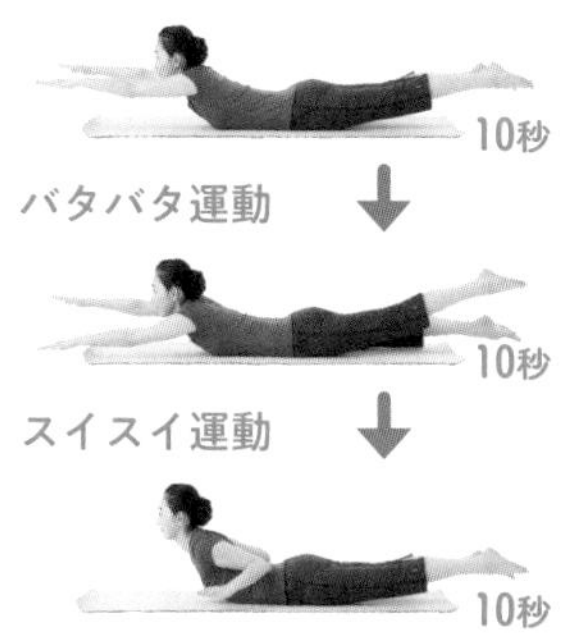

筋肉を動かして血管平滑筋に負荷をかけます！

メインとなる血管トレーニング。左の３つの動きをおこなうことで、筋肉が血管を圧迫し、血管の筋肉に負荷がかかって鍛えられます。またNOの分泌も増えます。30秒１セットから始めて、目標は２セット。

目標
30秒×2セット＝1分

STEP 2 プラスα スケート運動

1分

脂肪燃焼をアップして効率よく血管を鍛えます！

効果をさらに高めたい人は、この運動で、血管が集中している部位を動かします。脂肪の燃焼効果もアップ。ハードな動きなので、できる人だけでＯＫ。

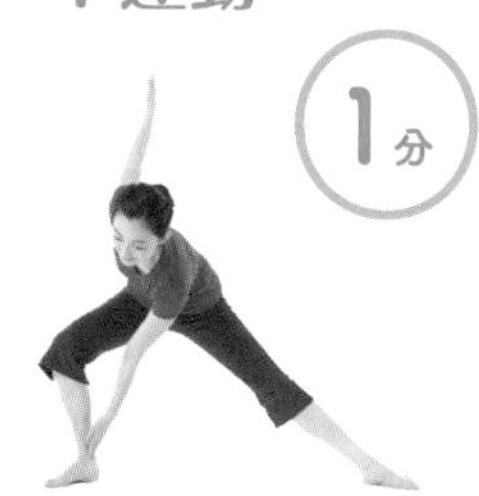

STEP 3 クールダウン ストレッチ

1分

最後に筋肉の修復環境を整えます

運動をすると筋肉が収縮するので、ストレッチでほぐしておくのがおすすめ。これによって血行がよくなるので、NOも分泌されます！

背中を丸める　背中を反らせる

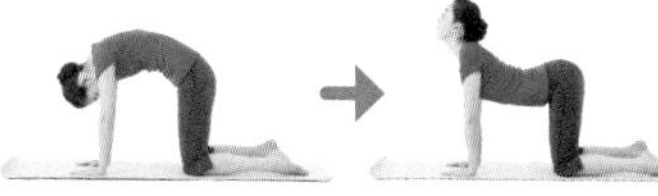

STEP 1 トレーニング

スーパーマン体操

「NO（エヌオー）」を分泌させて丈夫でしなやかな血管を作る！

血管は直接鍛えることはできません。ですから左ページの3つの動きのように、筋肉を収縮させたりスピーディーに動かしたりすることによって血管に負荷をかけ、血管平滑筋を鍛えていきます。また、この動きによって血管内皮細胞が刺激されますから、血管をしなやかにしてくれるNOの分泌もアップします。

「たったこれだけ？」と思うかもしれませんが、実際おこなってみるとかなりハード。続ければ筋力がアップするだけでなく、脂肪燃焼も期待できます！

スーパーマン体操は3つの動き！

1
10秒
スーパーマンのポーズ
筋肉を収縮させ、血管を刺激！
2
10秒
バタバタ運動
血流をアップさせてNOを分泌！
3
10秒
スイスイ運動
背中の筋肉を鍛え、筋量をアップ！

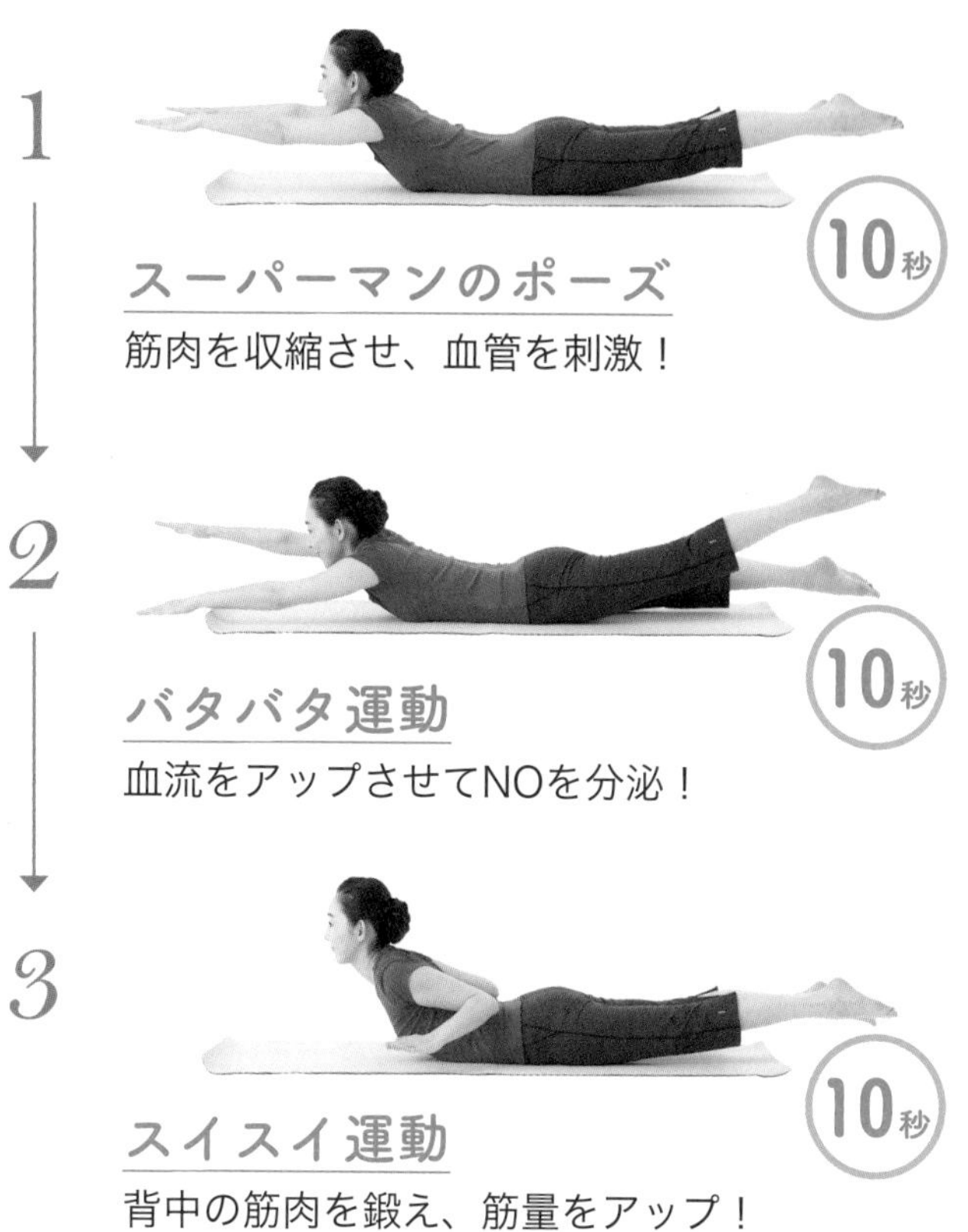

1〜3を連続しておこなう ×2セット

※それぞれの動きは次ページ以降で詳しく解説しています。

うつぶせの姿勢から両手足をできるだけ上げる

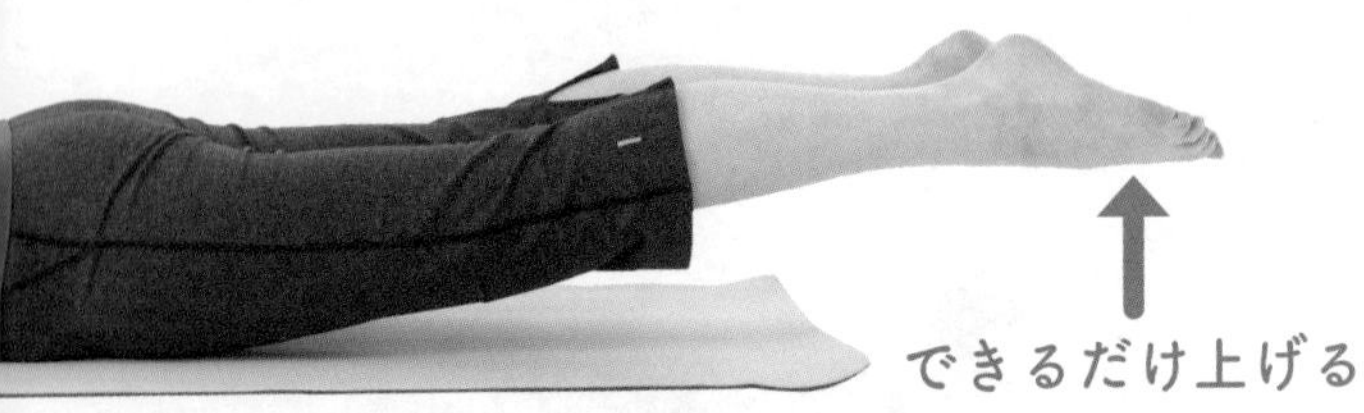

この姿勢で10秒キープ！

うつぶせの姿勢から、スーパーマンのように両手足を上げて静止します。

このポーズは重力に逆らって手足を上げて静止することで、肩から背中、お尻、太ももの裏側、ふくらはぎにかけての体の裏側の筋肉だけでなく、体幹部の筋肉も鍛えられます。広い背中側の脂肪をとりたい人には、とくにおすすめ！

またNOは血流が一気に

[スーパーマン体操]

1 スーパーマンのポーズ ･･･････

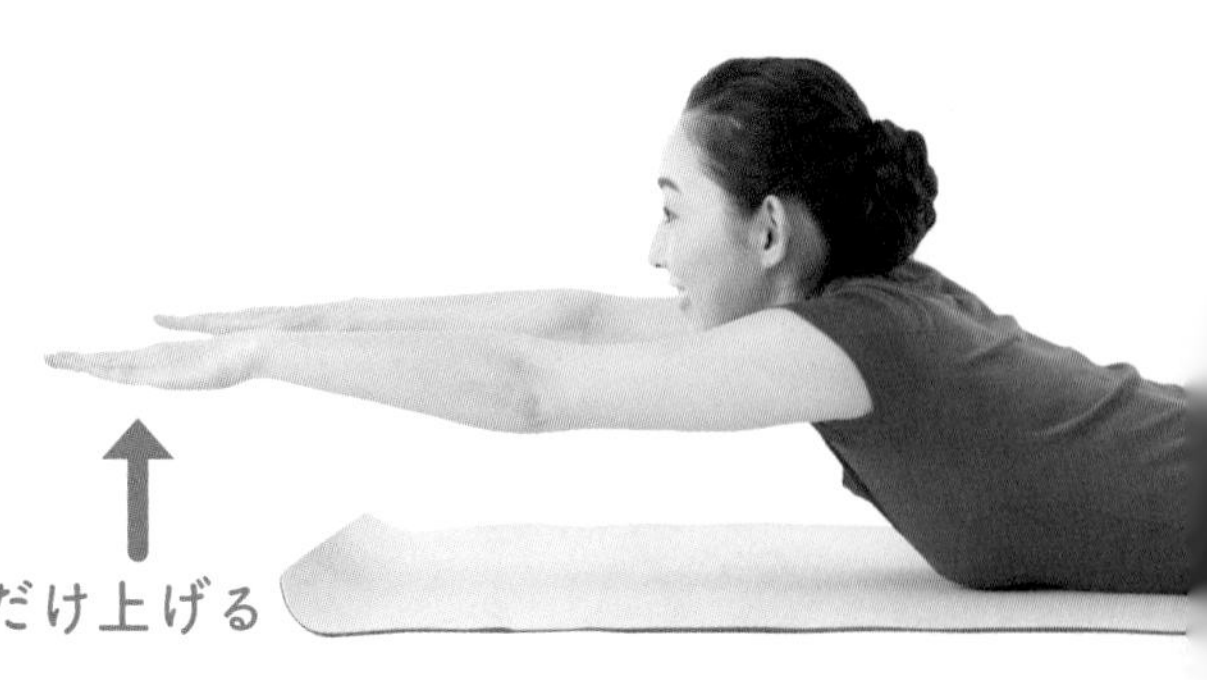

手と足を肩幅くらいに開き、できるだけ高く上げます。最終的には、横から見たときに体が「く」の字になるくらい上げることを目指して。このとき足首はピンと伸ばすようにしましょう。

アップしたときに分泌が増えますが、このポーズは、一時的に筋肉を収縮させて血管を圧迫することで、次のバタバタ体操での血流を一気にアップさせる、という目的も持っているのです。

日常的に運動をおこなっていなかった人、筋力が衰えている人は、10秒間の静止でも、最初はかなりキツく感じると思います。

スーパーマンのポーズから手足をバタバタ動かす

ここに効く！

背中、お尻、ハムストリングスという太ももの裏側の筋肉といった、ふだんはあまり使われない体の裏側全体の筋肉が鍛えられます！

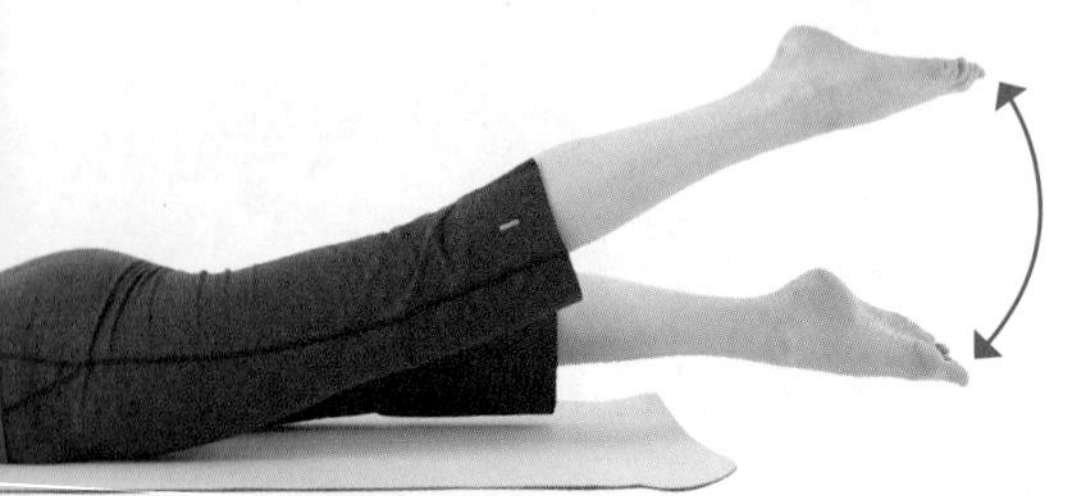

両手足を、できるだけ速く、できるだけ高く、左右交互にバタバタと上下させます。下げたほうの手足が床につかないように注意して。かなりキツいので、最初は少しゆっくりバタバタさせるだけでOK。

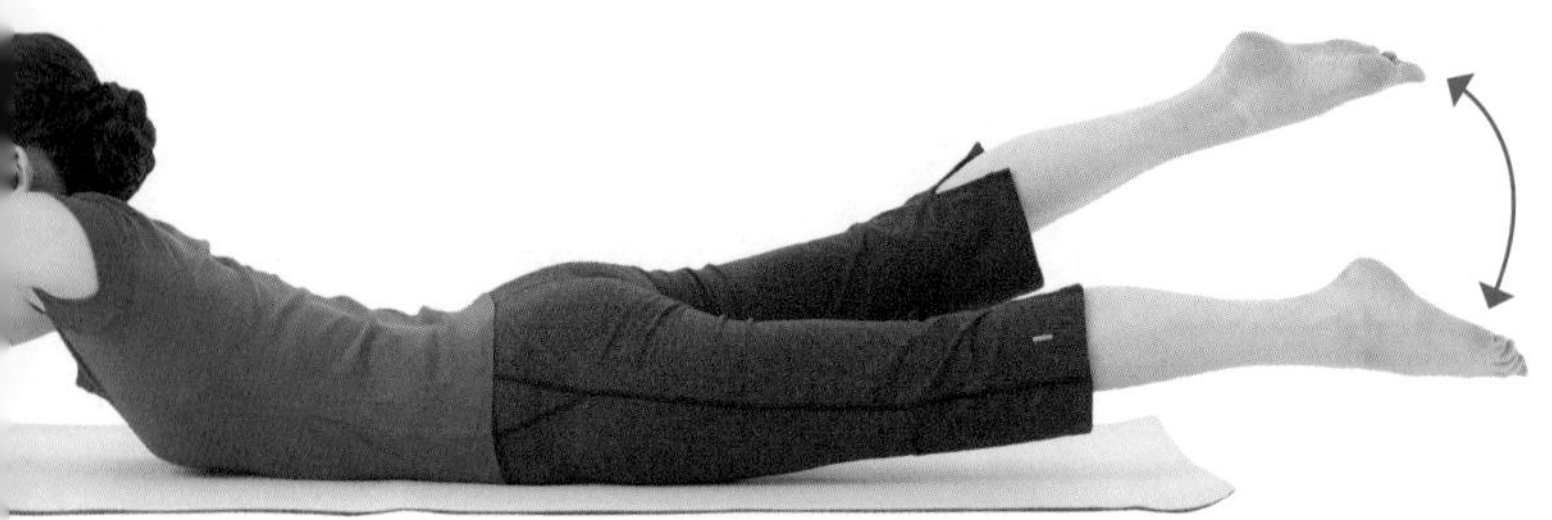

[スーパーマン体操]

2 バタバタ運動

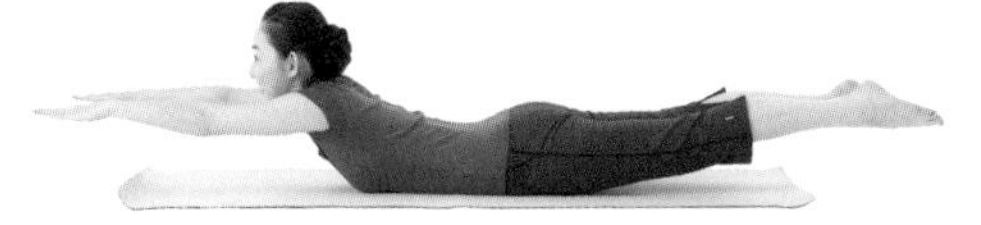

スーパーマンのポーズから

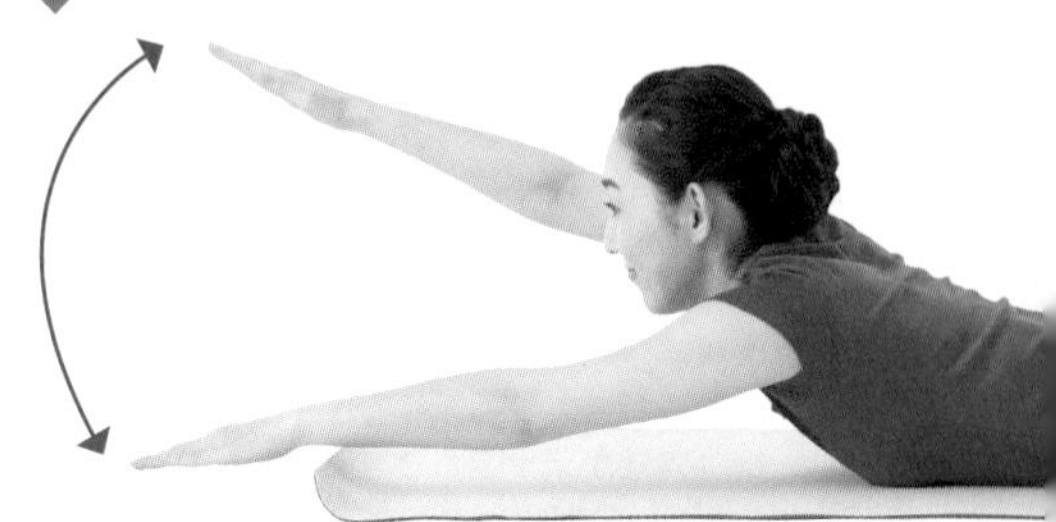

10秒繰り返す

バタバタ

スーパーマンのポーズで筋肉を収縮させた後に手足をバタバタさせることで、一気に血流がアップしNOの分泌が増えます。

またうつぶせで筋肉をスピーディーに動かすことで、体の裏側の筋肉が広く鍛えられます。

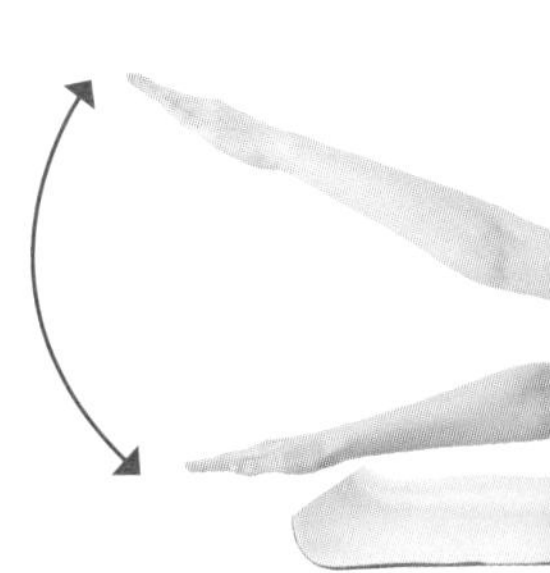

鍛えにくい
背中の筋肉を鍛える

体の中でも筋肉量が多い背中が鍛えられます。また肩甲骨まわりの筋肉がほぐれるので、肩こりの解消も期待できるでしょう。

上から見ると……

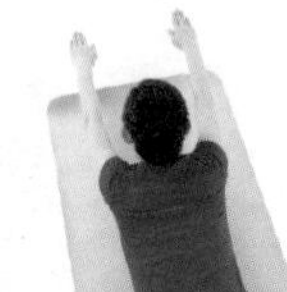
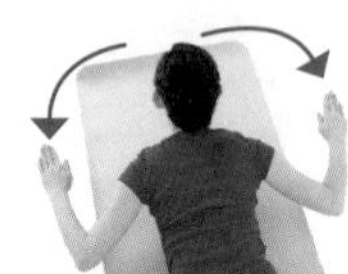
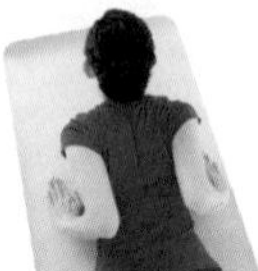

両手足を浮かせ、平泳ぎのように両手でスイスイと空を掻きます。このときできるだけひじを高く上げると、肩甲骨がしっかり寄せられ効果がアップします。足は浮かせたままで動かさないように。

血管に負荷をかける筋肉が少ないと、運動の効果も弱くなってしまいます。そこで3つ目のプロセスとして、筋肉量を増やすためのスイスイ運動も加えました。大きな筋肉がある背中を鍛えることで、血管トレーニングの効率が大きくアップします。

[スーパーマン体操]

3　スイスイ運動

スーパーマンのポーズから

10秒
繰り返す

ひじはできるだけ高く上げる

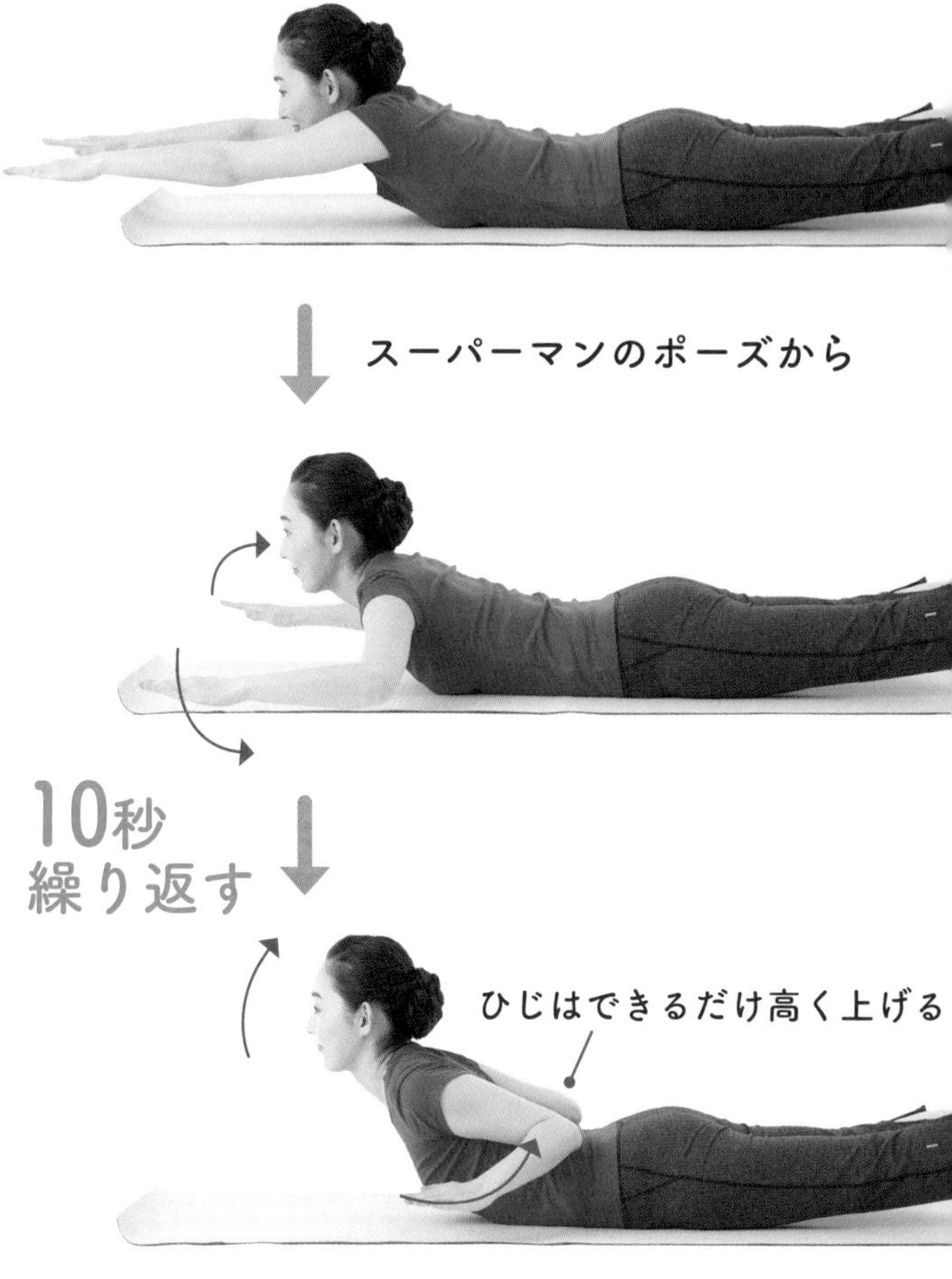

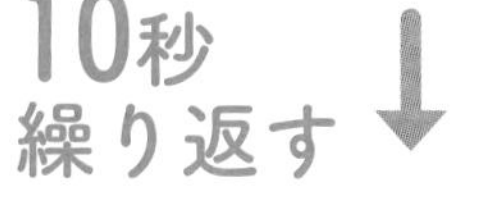

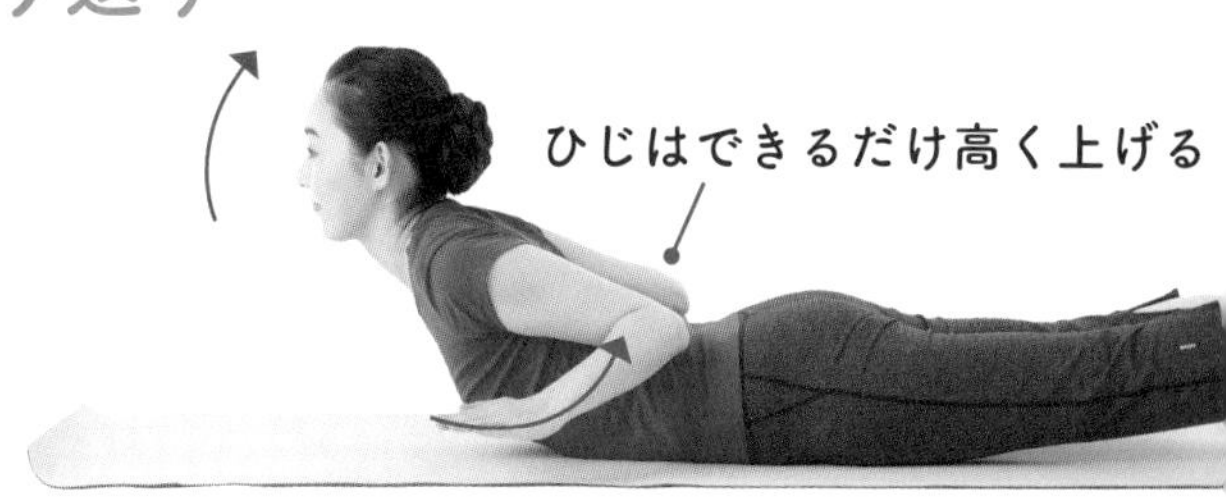

STEP 2 プラスα

スケート運動

股関節を大きく動かしてスピーディーに代謝をアップ！

血管トレーニングの運動にプラスして、さらに全身の血流をアップ。お腹や腋（わき）の下、股関節やひざ裏には免疫に大きく関わるリンパ節があり、全身の筋肉を動かすことで、それらすべてを活性化します。筋肉運動しながら、血液とリンパの流れをよくして、代謝アップと免疫力アップのダブル効果を期待できるのです。

ただ、日常的に運動をしていない人にとってはかなりハードな運動です。まずはスーパーマン体操をしっかりおこない、余力があるときにおこないましょう。

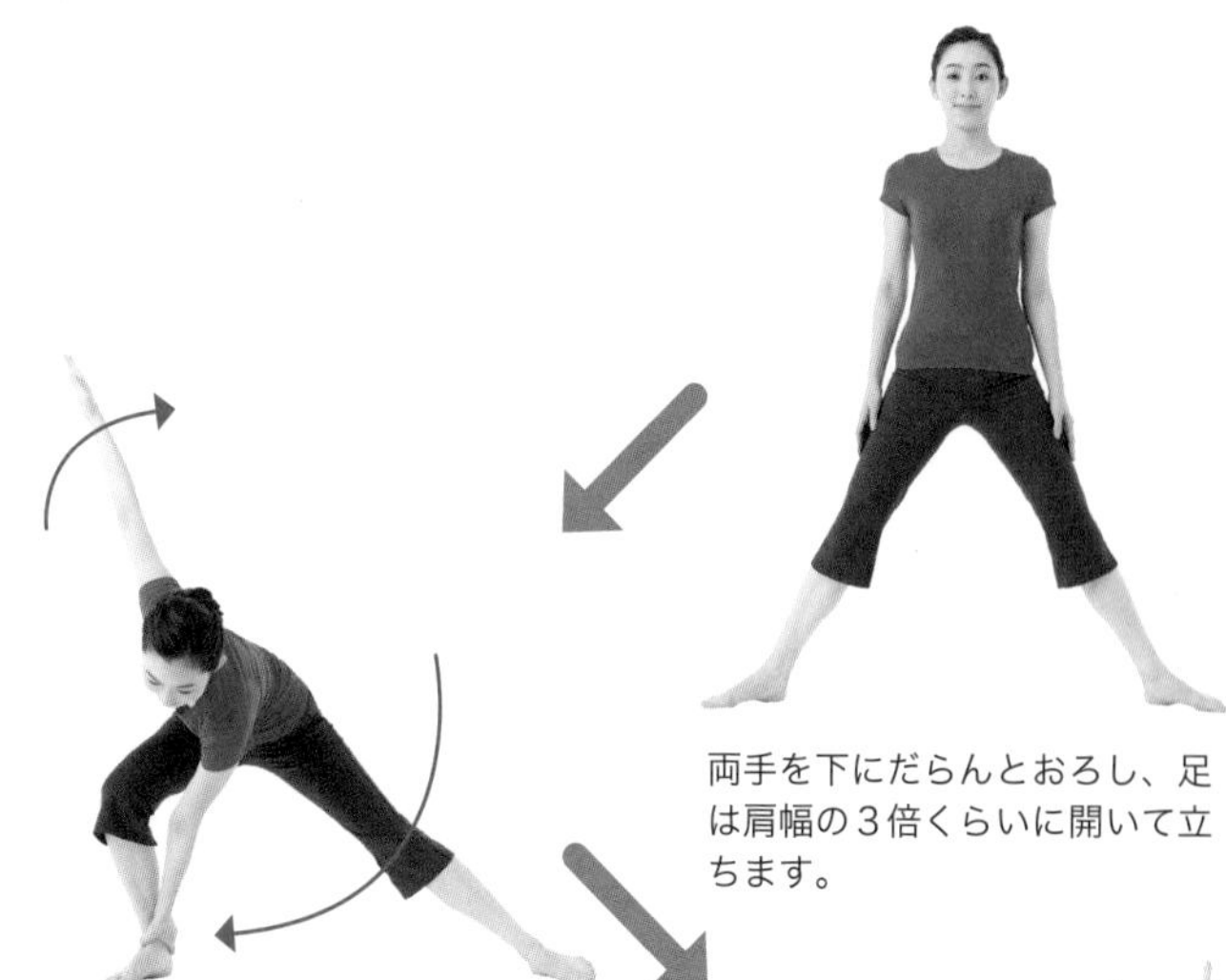

両手を下にだらんとおろし、足は肩幅の3倍くらいに開いて立ちます。

左手で右足首にタッチするように腰を落とします。右手は手のひらを上側に向けて、真っ直ぐ上げます。

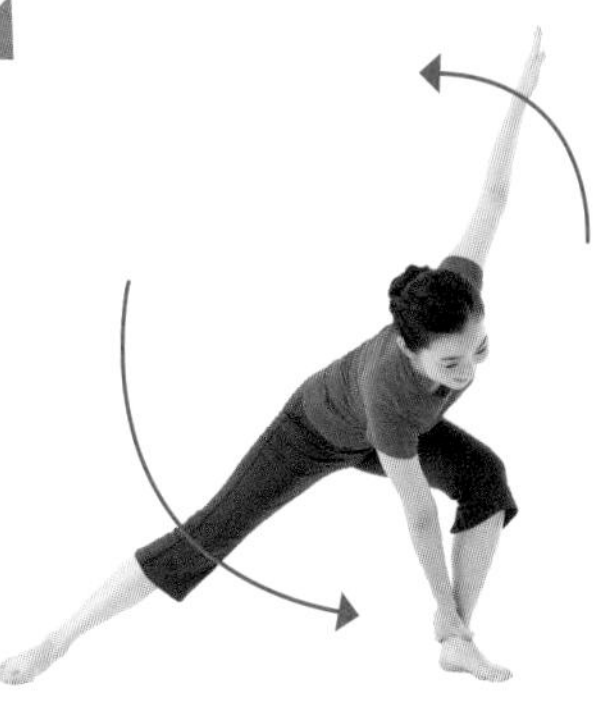

今度は右手で左足首にタッチします。左手は、やはり手のひらを上側にして、真っ直ぐ上げます。

キツい人は……

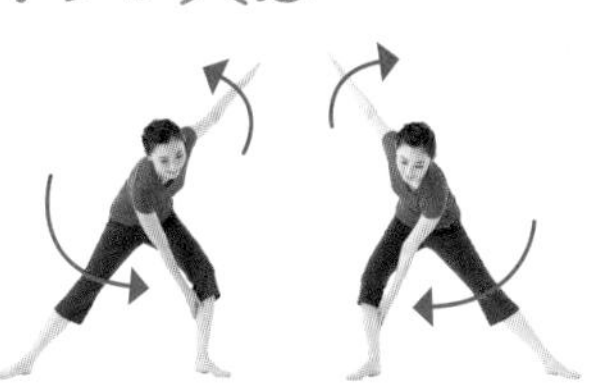

このスケート運動は、腰の位置を落とせば落とすほどキツさがアップします。足首にタッチするのがキツい人は、ひざにタッチしてもOK。反対に物足りなく感じる人は、床にタッチするようにして。

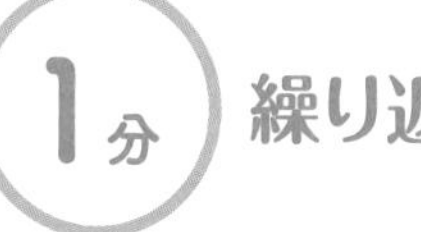

STEP 3 クールダウン

ストレッチ

筋肉の修復を早めるために終了後はストレッチを

運動後に筋肉を修復するので、最後にストレッチをして筋肉をほぐします。左の2つのストレッチは、主に大きな筋肉がある背中をほぐすものです。大きな筋肉には血管が多くありますから、全身の血行がよくなり、NOがさらに分泌されるという効果を期待できます。

NOは血管をしなやかにするだけでなく、損傷した箇所の修復もしてくれます。修復のためのストレッチをぜひおこなってください。

ストレッチ 1　背中を丸める

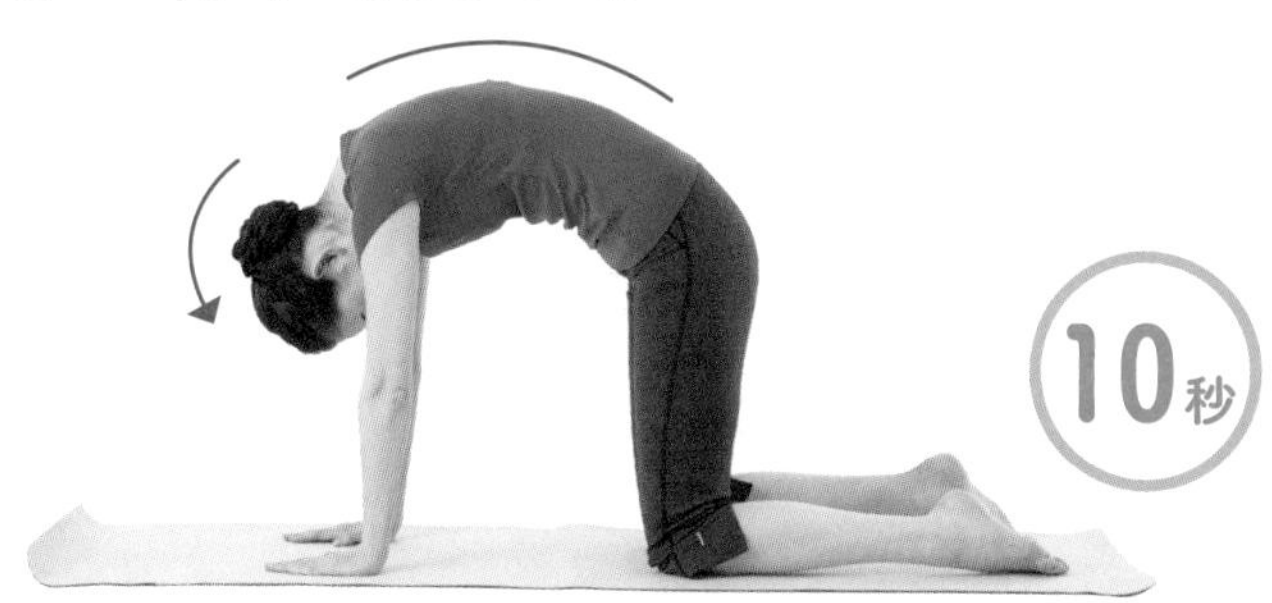

両手両ひざをついた姿勢から、おへそをのぞきこむように頭を下げて、背中を高く上げて10秒キープ。

ストレッチ 2　背中を反らせる

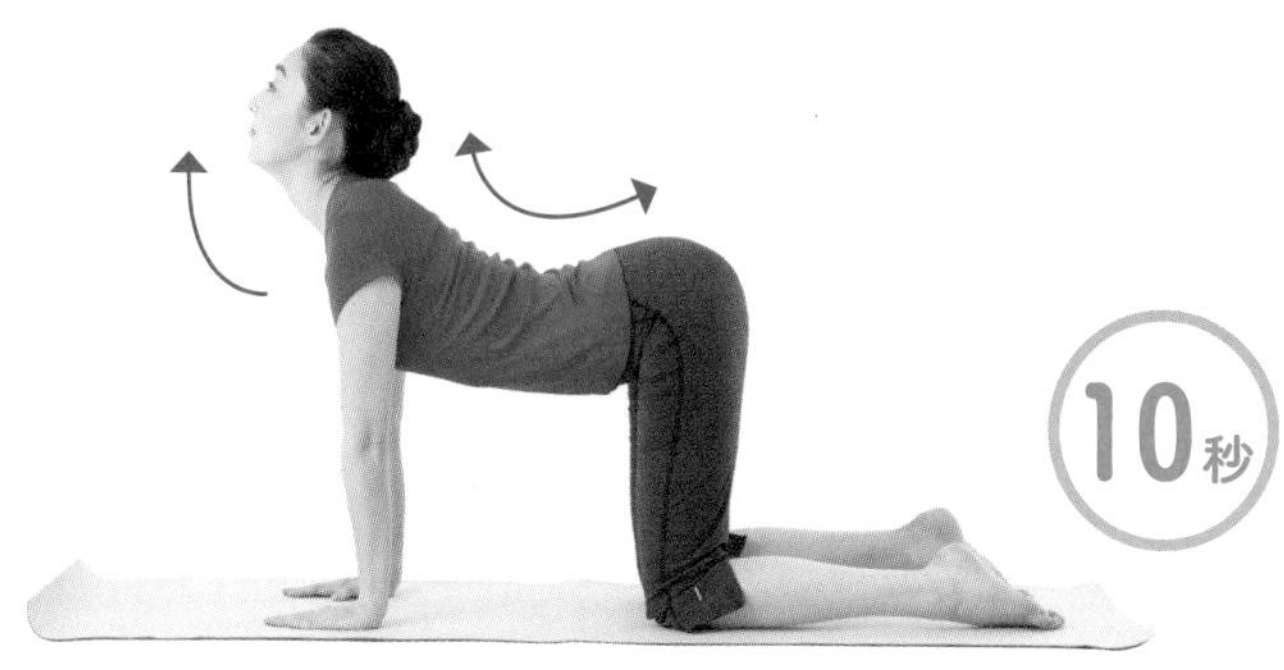

今度は顔を上に向け、えびのようにグーッと背中を反らせた状態で10秒キープ。

1→2を3セット＝1分

加藤式血管トレーニングでこんなにいいことが起こる！

血圧が下がる

スーパーマン体操はNOの分泌を増やす効果があります。NOは血管をしなやかにし、血液がスムーズに流れるようにしてくれるだけでなく、血栓（血のかたまり）をできにくくしたり、血管が厚くなるのを防いでくれたりする働きもありますから、高血圧の人は血圧が下がってきます。

そもそも血圧が高くなっているのは、血管が硬くなってしまっているから。この体操を続けることで血管が若返り、血圧が上がりにくくなるはず。降圧剤を飲む前に、まずはスーパーマン体操をおこなってほしいと思います。

血糖値が下がる

筋肉はスピーディーに動くとき、ブドウ糖を主なエネルギー源とします。スーパーマン体操のバタバタ運動とプラスαのスケート運動はこの原理を利用したもの。毎日続けることでブドウ糖がしっかり消費されるので、血糖値を下げることが期待できます。また消費されず余ったブドウ糖は脂肪となって蓄えられますが、この運動により糖が余りにくくなるため、新たな脂肪がつくことも防いでくれるでしょう。

内臓脂肪が減る

深層の筋肉を鍛えると、脂肪が主なエネルギー源として消費されます。この効果を狙ったものがスーパーマンのポーズです。毎日続ければ脂肪燃焼が促され、体が徐々に引き締まっていくことが期待できます。

第2章　現代人の血管は弱っている！

健康の鍵を握っているのは血管

私たちの体は細胞でできています。その数は、最新の研究によると37兆個超にもなります。それだけ膨大な数の細胞すべてに酸素や栄養、水分などが行き渡り、元気に活動し続けているのですから、人体というのは本当によくできているものです。

ではその細胞一つ一つに万遍なく酸素や栄養などを運んでくれているものが何かというと、それが血液です。他にも血液は、細胞から排出された二酸化炭素や不要物を回収し、それぞれ処理する臓器へと運んでもくれます。

それほどまでに重要な血液が通る道路が、血管です。その道路がボロボロになっていたり、道路上に大きな石が置かれていたりしたらどうなるでしょう？　当然、血液はスムーズに走れなくなって、物資の供給不足が起こります。そして一軒一軒の家である細胞は、「栄養が足りない！」「酸素が足りない！」と悲鳴を上げ始めます。

そう考えると、**健康のために食事に気を使いちゃんと薬を飲んでいても、肝心な血管が弱**

っていたらあまり意味がない、ということが自ずとわかってくるのではないでしょうか。血管が元気でなければ、食事の栄養分や薬の成分が細胞までしっかりと運ばれないのですから。

さらには、心筋梗塞や脳梗塞といった心臓や脳の病気も、元を辿れば血管が硬くなって血液の流れが悪くなったことから起こっています。つまり**血管は、私たちの健康の基盤となっているだけでなく、生命を司っている**と言っても過言ではないのです。

昨今はそういった血管の重要性が認識されてきたのか、「血管年齢を測定！」などといった、血管を取り上げた健康番組が非常に増えています。しかしそれは裏を返せば、現代人の血管が非常に弱ってきているから関心が高まっている、ということでもあります。

野菜中心の食事はもっともNG

ではなぜ現代人の血管は、そんなに弱くなってしまったのでしょう？

原因の一つは、皮肉なことに昨今の過度な健康志向ブームにあります。ある頃から、「コレステロールを減らすためにお肉や油を控えて野菜中心の食事にしましょう」、ということが説かれるようになってきました。しかし、意外とご存じないかもしれませんが、**血管は筋肉です**。このことについては後の章で詳しく説明いたしますが、筋肉はタンパク質を栄養源としますから、**血管も元気でいるためにはタンパク質が必要**です。ところが間違った健康知識から、多くの人がお肉や油の摂取を控えるようになりました。その結果、血管が栄養不足で弾力が失われ硬くなることで、血流が悪くなって心臓や脳の病気を引き起こしている、ということがわかってきています。

「年齢とともにお腹が出てきたから」と、気を配ってお肉を控え、**野菜中心の食事に変えたことによって、逆に寿命を縮めてしまっているかもしれない**のです。

血管が弱っているもう一つの大きな要因には、**圧倒的な運動不足**があります。たとえば大学までは運動部にいたという人でも、就職をしてしまうと仕事が忙しく、まったく運動をしなくなってしまうことは少なくありません。そのため社会に出て3年から5年ぐらいすると、男女ともにウエストがドーンと太くなってきます。

よくないのは、そこで「じゃあ運動をしよう」とならず、食事で調整しようとする人が多いことです。しかもその調整というのが、カロリーを減らすことだと思っている。極端な人になると、炭水化物を一切摂らなかったり、断食をしたりもしていますよね。でも栄養は食事からしか摂れません。それを減らすなんて、冷静に考えれば栄養を全身に運ぶ血液や血管にいいはずはありませんよね。

血圧を下げる薬が血管を弱らせる！

そしてもう一つ、現代人の血管が弱っている原因に「薬」があります。

私たちの血管は心臓と連動していますから、血管が硬くなると、広がりにくくなるので、小さな血栓でも詰まりやすくなります。そうなると、心臓は一生懸命ポンプ力を上げて血流を増やし、ガーッと詰まりを押し流してくれます。

しかし血流が増えれば、当然血管にはいつもより負荷がかかりますから、血圧も上がります。そこで病院に行くと、「血圧が高いですね。下げましょう」と言って降圧剤を出される。結果、血圧は下がりますが、血管の詰まりは解消されなくなってしまいます。いや、それどころかもっと詰まりやすくなってしまうでしょう。

薬で血圧を下げることは、あえて水流を減らしてしまうようなものです。川にたとえるなら、流れが悪いのでゴミが滞留しやすくなり、どんどんゴミが積もり積もってゆく。ゴミはますます流れにくくなって積もり積もってゆく。**つまり降圧剤は血流を悪くする薬でもあるのです。**

血圧を下げる薬にはいくつか種類があって、もっともよく処方されるのは、血管の収縮作用を弱めることで血管を広げ血管壁にかかる負担を減らす、というものです。しかし、長期間の服用で血管を広げた状態が続くため、足のむくみやめまい、ふらつきといった副作用も出ます。

そしてもう一つ注意してほしいのが、利尿薬です。これは、血圧が塩分に敏感に反応して高くなっている場合に処方される薬で、尿を出すことで水分と一緒に塩分を排出させ血圧を下げる、というものです。

利尿薬と聞くと、お茶やコーヒーにも利尿作用があるので、安全な薬だと思うかもしれませんが、成分がまったく違います。

降圧剤としての利尿薬というのは、体内の水分を集め、それを外に排出させるものです。私たちの血圧は水圧がかかることで高くなりますから、水圧の大元である水を抜くと、当然水圧はグーッと下がるので血圧も低くなります。ですが、血液の中には水分と一緒に栄養分もたくさん含まれています。そこへ水分だけを集めて抜き去る薬を飲むとどうなるか？　もう、想像がつきましたよね。そうです、**血液はドロドロになるのです**。

利尿薬を飲めばたしかに水圧が下がって血圧も下がりますが、血液中の水分量が減っているので、血液が濃縮状態になっており、この状態で血液検査を受けると、すべての数値が高くなってしまうのです。血糖値もコレステロール値も尿酸値も……。するとまた、「血糖値が高いですね」「コレステロール値が高いですね」と新たな薬を出される。**一度利尿薬を飲み始めると、もう大変なことになってしまうのです**。薬は長期間飲むべきではないと、おわかりいただけたのではないでしょうか。

また最近は、抗凝固薬や抗血栓薬などの処方も増えています。おそらく医師からは「血液をサラサラにする薬ですよ」と言われて処方されているのではないでしょうか。

心不全や不整脈のある人は心臓内にある弁の動きが悪いときに血栓を作りやすいため、血栓によって血管が詰まるリスクを避けるため薬を処方します――つまり血液をサラサラにする薬は脳梗塞や心筋梗塞の予防の反面、血をかたまらせにくくするので出血したときに止まりにくくなります。具体的に言いますと脳内出血の際などに**血が止まらなくなるという副作用もあり、長期間の使用はリスクを伴うということを知っていただきたい**のです。

血液をサラサラにするのであれば、リスクのある薬を飲まなくても、**水分をたっぷり摂って血流をよくすればいい**だけの話なのですが、そうすると水圧が高くなって血圧も上がるのでは？　と思いますよね。しかし、それが体にとって一番自然な方法ですし、そうやって心臓は一生懸命ポンプ力を上げて、血管が詰まらないよう押し流してくれているのですから。

医師は、血圧という数字だけを下げようといろいろな薬を処方しますが、実はそれこそが血流を悪くし、血管の働きをどんどん弱めてしまっているのです。

ストレスも血管にとって大敵

ストレスも血管を弱らせる要因の一つでしょう。とくに、**長期的にストレスにさらされている人は要注意**です。

ストレスがあると、体は常に戦闘態勢になっていて、体全体、とくに筋肉にエネルギーを運ぼうと心臓が忙しく働くため、血圧も上昇します。戦うために必要な筋肉以外の栄養供給は後回しにされるので、体の末端部分には十分な血液が行き渡らなくなりますから、手足の冷えにもつながります。また、脳への影響も大いに心配です。ストレスを感じると脳内からノルアドレナリンという警告ホルモンを出して知らせます。ストレスが長期化するとノルアドレナリンが常に出ているので、不安や心配といった感情が高まってくるので、それを抑える脳内ホルモン、セロトニンが出てきます。さらにその状態が長く続くことで、セロトニンの使いすぎでその分泌量が減るため、感情のコントロールが困難になり、うつ病へ発展していくケースが多く見られます。

たかがストレス、されどストレスです。仕事や家庭、人間関係などで小さいけれども持続的にストレスにさらされている人は、その状態が長期化しないように注意が必要です。

怒りで血管が切れたりはしません

一時的なストレスはそんなに心配する必要はありませんが、「でもあんまり激しく怒ると血管が切れたりしないの？」と思っている人もいるのではないでしょうか。ご安心いただきたいのですが、**怒ったくらいで血管は切れません**。

たしかに怒って顔が真っ赤になることはあります。怒るという行為は瞬発力のエネルギーを必要としますから、すぐエネルギーとして使えるブドウ糖を使います。

100メートル走で考えてもらうとよくわかります。私たちは100メートルを全力で走るとき、無意識に呼吸を止めていますよね。このように瞬間的に筋肉を収縮させて強い力を発揮するときは、無酸素状態でも使えるエネルギー源であるブドウ糖を使います。逆に長時間の運動は、酸素を多く必要とするため脂肪をエネルギー源に使います。これがいわゆる有酸素運動がダイエットに効果があるという所以（ゆえん）なのです。

怒りも同じで、カッとなるときは瞬間的に無酸素状態になりますが、この状態を長くは続けられません。無酸素ですから。怒っている人の「怒りの状態」は長時間続かないのです。時間とともにブドウ糖の供給が止まり冷静になりますので、そこまで待ったほうがいいということなのです。

ガツンと打つより トントン小突くほうが危ない

そもそも血管内に瘤（りゅう）でもできていない限り、血管が何かの拍子で突然切れるということはまずないでしょう。瘤というのは血管の壁がもろくなり、その部分が膨らんでできるものですが、あるときその瘤がバーンと弾けて脳内出血により死に至る、ということはあります。

ただし頭を打つと、頭蓋内の血管が切れて出血を起こすことはあります。こう聞くと、ガツンと激しく打たなければ大丈夫、と思うかもしれませんが、実はトントンと小さく小突かれ続けることのほうが危ないのです。

脳は頭蓋骨の中で、硬膜、くも膜、軟膜に覆われて、脳脊髄液という液体の中に浮いているのですが、そこでグラグラと動かないように、たくさんの血管で頭蓋骨とつながれています。だから私たちは多少頭をバンと叩かれても、水槽にいる生物と同じで、頭蓋内には衝撃が伝わらずダメージを受けることが少ないのです。

しかしコツコツ小突かれると、脳が揺すられますから、そのたびにつながれている血管がプチプチと切れていきます。その結果、脳内出血を起こす。

もちろんずっと小突かれ続けない限りは、多少血管が切れてもすぐに修復されるので問題ありません。ですが生後間もない乳児は、脳が急激に成長するため軟膜と脳みその隙間が大きくなっており、非常に揺れやすい状態になっています。「揺さぶられっこ症候群」といって、赤ちゃんが揺さぶられることで脳に損傷を与えられ、重大な障害が残ったり、時には死に至ったりすることがニュースでも大きく取り上げられましたが、赤ちゃんを揺すってはいけないというのは、こういう脳の構造によるものなのです。

体が冷えているのは血管が弱っている証拠

こういった〝血管に悪いこと〟ばかりお話ししていると、「私の血管も弱っているのかな？」と不安になってきた人が多いのではないでしょうか？　最近はよく「血管年齢」といった言葉が聞かれますが、これは専門的な機械を持つ病院や薬局などに行かないと測定することができません。

そこまでしなくとも、自分の血管が丈夫であるかは、ある程度簡単に見極めることができます。その一つが「冷え」です。

体が冷えているのは、血管が弱って血液がうまく運ばれていないということです。もちろん、血液をまったく送れていないというわけではありません。でも心臓から送り出された血液を100としたら、50とか、悪くすると10ぐらいしか届いていないという可能性もあります。そのため体の内部、お腹のあたりはきちんと38度の体温があったとしても、部位によっては30度とか31度しかなかったりする。このような大きな体温差が出てしまうのは、それだけ血管の老化が進んで血液がきちんと送られていない、という証でもあるのです。

でも冷えている部位、たとえば手のひらを動かしたり圧迫したりすると、ジワ〜と赤くなってきますよね。それは、その部位に酸素や栄養が必要になるので、血液が急いで届けられるからです。ですから私たちの血管を丈夫にするには、ふだん使ってない部分をいかに動かすか、ということが大事になってくるのです。

そういう観点で言うと、日常で使わない筋肉を使うことのできるヒップホップダンスは、非常におすすめです。個人的には、ぜひ老人ホームで取り入れてほしい、と思っているくらいです。

ところで冷えというと、女性に限った症状だと思っている人が多いのではないでしょうか。女性は筋肉が少ないので、冷えている人が多いのは確かです。脚の筋肉は心臓の補助ポンプでもありますから、筋肉が多いほど血行がよくなり体は冷えにくくなります。

しかし昨今は、男性も筋肉がなくなってきていて、「僕冷え性なんです」というガリガリ君が増えているのです。実は筋肉がないということは、精神作用の面でみてもよくないのです。筋肉量の低下＝男性ホルモンも出にくくなっているということですから、競争心ややる気、チャレンジ精神も乏しい状態になってしまう。「やさしい男性」が増えていくのかもしれません。

ちなみに男性に比べると量は少ないですが、女性にも男性ホルモンであるテストステロンは分泌されています。テストステロンは脂肪燃焼に大きく関わっているホルモンなのですが、筋肉がないと多くは分泌されません。筋トレをすると脂肪が落ちる理由は、テストステロンが出ているからなのです。

つまり**筋肉が少ないということは、冷えて血管が硬くなるだけでなく、太りやすくもなってしまう**ということなのです。

そのミミズみたいな血管は死んだ血管！

外見からも、血管が弱っていると見極められる症状があります。

太ももの裏側やふくらはぎを見たときに、ムニュムニュとミミズが這っているみたいな血管に気づいたことはありませんか？　これは「静脈瘤」が引き起こしているのですが、実は**こうした血管がたくさん出ている人は、かなり血管年齢が高くなっている、**と言えるでしょう。

ミルキングといって、牛の乳を搾るのと同じように私たちは筋肉を動かすことで血管を圧迫しながら、血液を前へ前へと進めているのです。でも地球には重力がありますから、心臓から脚へと運ばれていった血液がまた心臓へ戻っていくとき、いくら筋肉がサポートしていても下がってしまいます。それを防ぐために、静脈の血管には、逆流を防ぐ弁がついているのです。この弁のおかげで、心臓へと向かう血液が脚に逆戻りすることはありません。

ところがデスクワークが多い人や車で移動する人が多くなっている現代では、歩く機会が減る一方で脚のミルキング運動が十分に行われていません。血管の弁も使わなければ硬くなり、やがて壊れてしまうこともあります。こうして心臓に戻れなくなった血液が静脈に滞留したままになり、皮膚表面へとミミズのように浮き出す、これが静脈瘤なのです。一度弁が壊れるとその血管は再生しないので「死んでいる血管」だとも言えるのです。

ただ心臓に戻る静脈は数えきれないほどありますので、その血管は死んでいたとしても、血液は他の血管を通って心臓へと戻っていきますから、命に別状があるわけではありませんので安心してください。

静脈瘤は命に別状はないと言っても、たくさん浮き出ているということは、それだけ血管の弁が壊れているということですから、**静脈瘤の出現は、血管が弱っている大きなサイン**だと受け止めて、もっと筋肉を動かすようにしてほしいと思います。

そもそもなぜ静脈瘤ができてくるかというと、要は体を動かしていないからなのです。静脈瘤は圧倒的に女性のほうが多いのですが、女性はもともと筋肉が少ないうえ、年齢を重ねるにつれてどんどん運動量が減るため、さらに筋肉が減ってしまうからです。しかも静脈瘤は脚の裏側にできることが多いですから、自分ではなかなか気づけません。そのため危機感を覚えにくいのが実情です。

エコノミークラス症候群も血管力の低下が原因

ある頃からよく耳にするようになった「エコノミークラス症候群」も、この静脈が関係しています。

「エコノミークラス症候群」は、静脈に血栓（血のかたまり）ができ、それが肺の動脈に飛んでいって詰まることで肺血栓症を引き起こす、という病気です。呼吸困難になったり失神したり、最悪の場合は死に至ることもあります。

海外旅行などで飛行機に搭乗し、長時間同じ姿勢で、ずっと座りっ放しで脚を動かさないでいると、静脈の流れが悪くなり血栓ができやすくなります。その後飛行機を降りて体を動かすと、できた血栓が肺へと飛んでいき、詰まってしまうのです。そのため飛行機を降りた途端呼吸困難や胸の痛みなどの症状が出て、意識を失ってしまう人がいて、このような名前が付けられました。

ですからエコノミークラスに限らず、ずっと座りっ放しで脚を動かさない空間にいれば危険はあります。トラックやタクシーの運転手さんのように長時間車を運転する場合はもちろん、ビジネスクラスに乗っていれば安心というわけでもなく、**ずっと脚を動かさない姿勢を6時間以上続けていると危険性は高まります**。必ず定期的に立ったり歩いたり、脚を動かして血流を促すよう心がけてください。また、血栓をできにくい状態にするには、水分を十分に摂ることです。とくに気をつけたいのが、飛行機でのアルコール摂取で、アルコールには利尿作用があるため脱水症状が起こりやすくなりますので、十分な水分補給が必要です。

先ほど説明した静脈瘤ができているような人は、もともと静脈の流れが悪くなっているわけですから、よりエコノミークラス症候群を起こしやすい状態だと言えます。飛行機や長距離バスなどに乗ったときに気をつけるのはもちろん、日常でも水分をしっかり摂り、運動量を増やして、脚の筋肉をもっと使うようにしてほしいと思います。

第3章

心臓、脳……血管が硬いとこんなに怖い！

血管には動脈、静脈、毛細血管の3つがあります

血管が私たちの健康において非常に重要な役割を果たしていることは、誰もが認識していることだと思います。ではその血管はどういう構造をしていて、具体的にどんな働きをしているのか。血管体操の効果について説明する前に、まずは血管の基本知識についてお話ししておきたいと思います。

血管には動脈、静脈、毛細血管の3つがあります。血液は心臓から押し出され、全身の細胞に運ばれた後、今度は細胞から二酸化炭素や様々な不要物を回収し、それを処理する臓器に届けながら心臓へと帰っていきます。この、心臓からの血液を運ぶ〝行きの血管〟が動脈、不要物を回収した血液が通る〝帰りの血管〟が静脈です。

そして毛細血管は、動脈からのびて体の隅々まで張り巡らされた微細な血管です。この毛

細血管によって手先や足先といった末端の細胞にまで酸素や栄養が行き渡り、老廃物も回収されるため、どんなに心臓から遠い体の部位も元気に活動することができているのです。

血管の種類と循環のしくみ

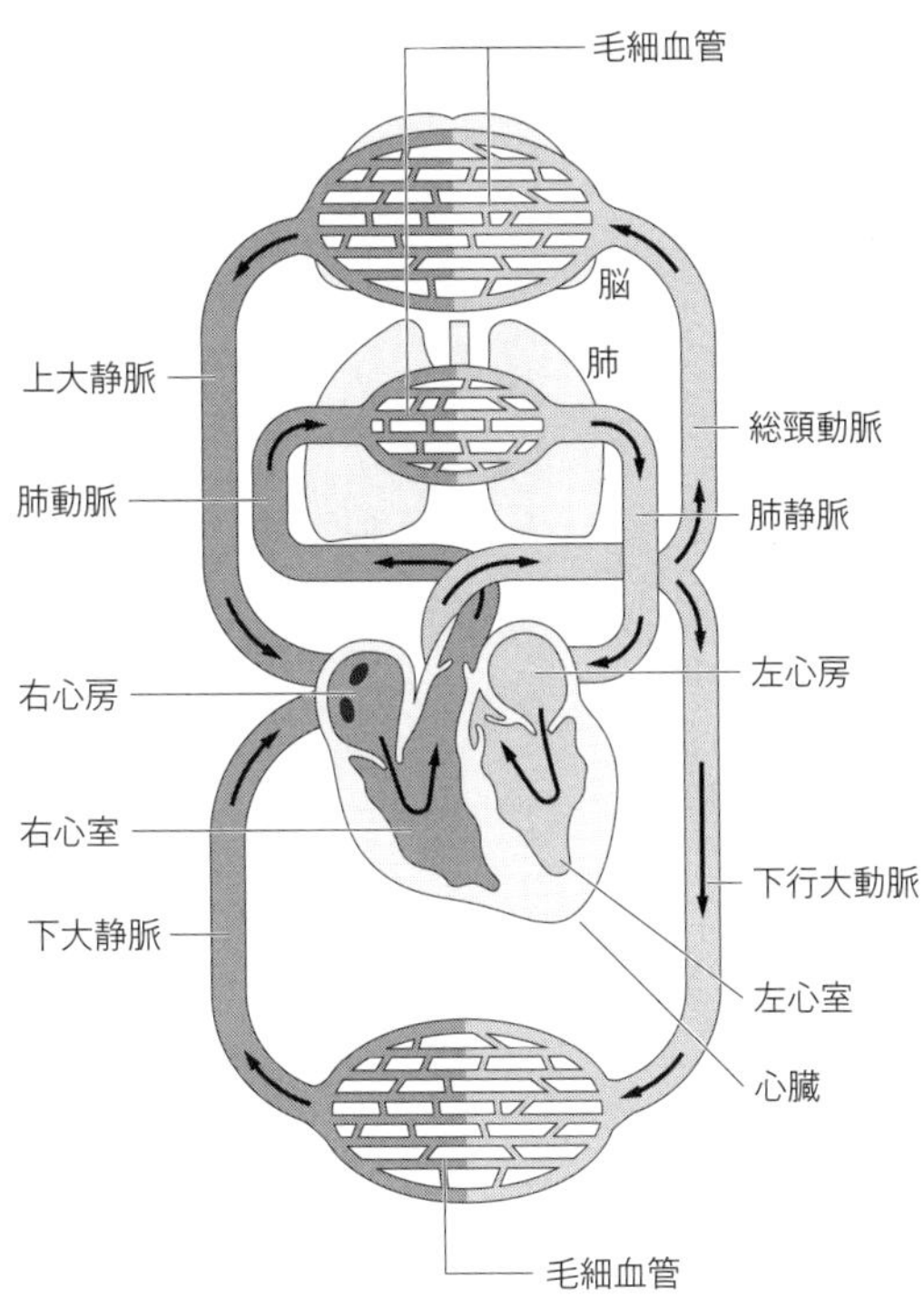

動脈と毛細血管の関係をわかりやすく言うと、まずは動脈という太い幹線道路でまとめて荷物（血液）を運び、そこからのびている県道や農道（毛細血管）を通って一軒一軒の家（細胞）に配る、という感じでしょうか。

ですから動脈は大量の血液をスピーディーに運ぶため、太くて丈夫にできています。とくに心臓から出ている大動脈は、大人だと直径3㎝くらいもあります。

しかしそこから枝分かれした毛細血管となると、体の隅々まで血液を送り届けなければいけませんから非常に細く、その直径はわずか0・01㎜程度です。さらに、一番細いところでは何と5ミクロン（5／1000㎜）しかありません。

実はこの5ミクロンというのは、赤血球の直径と同じサイズなのです。ということは、冷えによって血管が縮んだとしても、赤血球が通れなくなるほど細くは縮まないということ。だから私たちは、どんなに手先や足先が冷えても栄養が滞り、腐ってしまうことがないのです。

一方の静脈は、血液を心臓に戻すための血管です。ですから動脈よりは細く、血液も比較的ゆっくりと流れています。また静脈は、重力に逆らって血液を心臓に戻す血管ですから、血液の逆流防止のための弁がついているのも特徴です。

酸素や栄養などをたっぷり積んだトラックは、動脈、毛細血管を走って各細胞に到達した後、今度は二酸化炭素や老廃物を積んで静脈を走り、様々な臓器に寄り道しながら、最終的に肺に戻ってきます。そこで二酸化炭素をおろし、新たに酸素を積み込んで再び心臓へ行き、そこからまた「行ってこい！」とドーンと全身へ押し出される。この繰り返しなのです。

このように血管という道路は、長い人では100年も休みなくトラックが走り続けているわけですから、常に補強や補修をして丈夫な状態に保っておくことが大切なのです。

血管を全部つなげると地球を2周半できる！

ではこれらの血管を、動脈、静脈、毛細血管とすべてつなげるとどのくらいの長さになるかご存じでしょうか？　こう聞くと皆さん、「1㎞くらい」とか「いや、10㎞はありそう」などとおっしゃるのですが、そんなものではありません。**実は約10万㎞もあり、地球を2周半する長さ**なのです。たしかに私たちの体は、頭から足先までどこを針で刺しても血が出てきますよね。それくらい血管は体中に隙間なく張り巡らされているということ。地球を2周半というのも納得いただけるのではないでしょうか。

ちなみに長さのある臓器というと腸ですが、十二指腸、小腸、大腸、直腸とすべてをのばすと7～9mあります。さらに腸は縦の収縮だけでなく横の収縮性もありますから、面積も広い。全部を切って広げると、何とテニスコート2面分にもなるのです。それがギュッと凝縮してお腹の中にすっぽり収まっているのですから、すごいことですよね。

しかし血管は、その腸なんて比較にならない約10万㎞という長さがあります。そう知ると、**血管が健康であることがいかに大事か**ということがわかっていただけるのではないでしょうか。

ちなみに最近、テレビなどで「ゴースト血管」という言葉がよく聞かれます。非常に細くて見ることが難しい毛細血管のことで、血液が流れなくなっていることから消滅しかけている、とされています。放っておくと周辺の細胞に酸素や栄養が運ばれなくなるので健康に深刻なダメージを引き起こす、と警告を鳴らす医師もいます。

本当にそうなのでしょうか。実際は血管が消えているわけではなくて、単純にただ血行が悪いだけなのではないかと思うのです。ゴースト血管と言われる毛細血管は、細くなりすぎて血液が流れにくくなっているのは確かでしょう。でも、血管自体が消滅するなどありえないのですから。

試しに、ゴースト血管が多くあると言われる手先や足先を動かしたり圧迫したりしてみてください。そうするとすぐに、その部分が赤くなってきませんか？　というのも、動かした部分の筋肉は酸素や栄養を必要としますので、脳は大急ぎで血液に酸素や栄養を乗せて届けようとします。そのため血行がよくなり赤くなるわけですが、このときに血管を調べれば、消えかけていると言われたゴースト血管もよく見えるようになっているはずです。

メディアは何やら恐ろしげな名前をつけて「アナタの体が危ない！」と煽（あお）ってきますが、大半のことは簡単な運動と正しい食事で改善するものです。ですから過剰に怯（おび）える必要はありません。ましてや「じゃあ血流をよくする薬を飲もう」などという、根本解決にならないことは考えないでほしいと思います。

血管はホルモンも運んでいます

血管は血液に酸素や栄養、水分など様々なものを乗せて運んでいるわけですが、他にも多くの重要なものを運んでいます。その一つが、ホルモンです。

「痛い」とか「危ない」といった緊急の状態に陥ったときは、素早く対応しなければなりませんから、その情報は神経を介して瞬時に各細胞に伝達されます。

ですが、たとえば「起きてから何時間経ったら眠くなる」とか、「28日周期で生理が来る」など、決まった時間、期間に指示を出すことについては、脳や甲状腺などからホルモンを分泌して血液で運び、各器官に働きかけて伝えています。つまり**血管は、常に様々なホルモンも全身に運び、私たちの健康を維持し、体のリズムを整えてくれてもいる**のです。

他にも血管は、酸素を運ぶ赤血球や、ウイルス、ばい菌をやっつける白血球なども運んでいます。血管が運んでいるものをすべて挙げていると、それだけで本が1冊できてしまいますからここでは割愛しますが、このことから考えても、血管というのは本当に重要な〝体の道〟だということがおわかりいただけると思います。

血管が詰まるのが「梗塞」、破れるのが「出血」

血管の構造、働きについては何となくおわかりいただけたでしょうか？　ではその血管がダメになっていくと体にはどういったことが起こるのでしょうか。ここからは、血管の劣化が引き起こす様々な症状、病気について説明したいと思います。

皆さんが心配される最大の血管系の病気といえば、心臓と脳の病気ではないでしょうか。

血管が弱ると危険なのは、血栓ができやすくなりそれが血管内で詰まること、そして血管が破れやすくなること、この2つにあります。どちらも血流が阻害され、細胞に酸素や栄養が行き渡らなくなりますから、体に麻痺が出たりして、最悪の場合は死に至ることもあります。

血管が詰まることを「梗塞」、破れることを「出血」と言いますが、この梗塞と出血が起こりやすいのが心臓と脳の血管です。

心臓の血管で起こった場合は、「心筋梗塞」や「狭心症」などを引き起こし、突然死に至ることも少なくありません。

私の大好きな俳優の大杉漣さんが突然腹痛を訴えた後に亡くなられましたが、これも急性心不全といって、心臓周辺の冠動脈が詰まったことが原因でした。

一方、脳の血管が詰まったり破れたりした場合に起こるのが、脳梗塞、脳出血、くも膜下出血です。脳の血管の病気の場合怖いのは、死に至ってしまうのはもちろんですが、助かった場合でも、一度ダメージを受けた脳の神経や細胞は生き返りませんから、様々な運動障害や感覚障害が残ってしまうことです。そうなるとその後の生活が大変困難なものになってしまいますから、日頃から血管をしっかり鍛えておきたいものです。

コレステロールは悪者ではありません

ところで血管が詰まったり破れたりする原因として、血管壁にコレステロールなどの脂質がくっついて血管が厚くなっていることがよく挙げられます。すると血管の内腔が狭くなりますから、血液が流れにくくなって詰まったり破れたりしやすくなる、というわけです。

たしかに亡くなった人の血管を調べたところ、血管内にベタベタとコレステロールがくっついています。ならば「犯人はコイツだ！」という単純な話なのでしょうか？　私は、コレステロールがくっついていることは、亡くなった原因ではなくてあくまでも結果論ではないかと考えています。

それは、コレステロールの働きを考えていただければわかります。

コレステロールの働きのうち、とくに重要な３つについてご説明します。

①全身の細胞ひとつひとつの細胞膜の原料のひとつです。ですからコレステロールがなければ細胞分裂はできず、新しい細胞が作られなくなってしまいます。
②性ホルモンや副腎皮質ホルモンなどあらゆるホルモンの原料にもなっています。
③骨の成長に欠かせないビタミンDの原料にもなっています。

このように、コレステロールは私たちの体にとってとても重要なもので、人はコレステロールがないと生きていけないのです。

そのコレステロールは、体にとって必要な量の70～80％を自分の肝臓で作っています。足りない分はコレステロールを含む食品を食べることで補っています。もし大量のコレステロールを含む食事をしても、肝臓が作るのを控えてくれますから、体内のコレステロール量は常に一定になるように調整されています。きちんと運動をして、適切に食事をしている限り、コレステロールが余って血管に悪さをするようなことはないのです。

何より、コレステロールがそんなに体に悪いものなら、自分の肝臓で作るわけありませんよね。

ではなぜ血管にコレステロールがくっつく、ということが起こるのでしょう？　実はコレステロールというのは、血管内に炎症が起こったり傷ができたりすると駆けつけてきて修復する役割を持っているのです。つまり何らかの原因で血管に炎症が起こり、それを治すために集まっていたところ、他の要因で命を落としてしまった。しかし解剖をすると血管内にはコレステロールがくっつくように残っていますから、「犯人はコイツだ！」となってしまうのです。

それゆえ「ＬＤＬコレステロール」は悪玉コレステロールとも言われ、血液検査で数値が高いと減らすよう指導されますが、悪者どころかむしろよい者の可能性が高い。実際、２００６年頃からコレステロールは悪者ではない、というデータも出始めています。

ならばコレステロールを多く含む食品を摂取しても問題はない、ということになりそうですが、なぜかそうはならず、「コレステロールは体になくてはならないものだけど摂りすぎるとダメですよ」と、相変わらず控える方向で指導がなされています。しかし先にもお伝えしましたが、コレステロールを多く含む赤身の肉や卵などの食材は、血管の筋肉に必要なタンパク質も多く含んでいます。その摂取を控えるということは、血管を弱め、かえって血管の病気を引き起こしやすくしてしまうのです。

コレステロールを含む食事を減らしましょう、というだけならまだよいのです。怖いのは、薬で無理矢理コレステロールの値を下げてしまうことです。

コレステロール降下剤は、肝臓でのコレステロール生成を抑える、というものです。先ほどお伝えしたコレステロールの働きを考えると、つまりコレステロール降下剤を飲むことは、全身の細胞の再生を抑えることになり、大切なホルモンの生成すら危うくしてしまう。さらには骨の強化も損なうわけですから、デメリットのほうが圧倒的に多くなってしまうのです。

最近は、コレステロール降下剤によって動脈硬化や心不全を促進する、というデータも出てきています。それを受けてか、厚生労働省も２０１５年に食事摂取基準のコレステロール上限値を撤廃しています。

血管のためにコレステロール摂取を減らしたり、ましてや薬を飲んだりすることは、今すぐやめてほしいと思います。

コレステロールが炎症や傷を修復するものだとしたら、なぜコレステロールがそんなに集まってくるほど血管が傷ついているのか？　そんな疑問を抱かれる人も多いでしょう。

血管には常に血液が流れて圧がかかっていますし、私たちの動作に合わせて曲げたり伸ばしたりを繰り返しています。ホースでも長年水を流し続けていれば摩擦でダメージが出てきますし、よく曲げている部分は劣化しやすくなりますよね。血管も同じです。若いうちは代謝が早いのですぐに修復できるのですが、歳をとるとそれがだんだん追いつかなくなる。そこで活躍するのがコレステロールというわけなのです。

ただし緊急性が高いときは、また別です。たとえばケガをして血管が切れて出血したときは、まず出血部位を塞いで出血を止めるということをしなければなりません。ですからこの場合は血小板という血球がバーッと集まってきて、傷口に集まり、塞ぐことで出血を止めてくれるのです。そうしておいてから、その後血管内でゆっくりと破れた箇所を元に戻す作業がおこなわれる、というわけです。

余談ですが、この血小板をためている臓器が脾臓(ひぞう)です。脾臓は取ってしまっても命には別状がない、と言われていますが、このように大ケガをして血管が傷ついたときは、脾臓が血小板を緊急出動させるという重要な役割を担っているのです。

まだ車のエアバッグが普及していなかった頃は、事故を起こしたときに体がハンドルに衝突して脾臓破裂を起こすことが多くありました。たしかに脾臓は摘出しても死ぬわけではありませんが、その後何かの拍子でケガをして大量出血したとき、脾臓がないと血液が固まりにくく、失血死してしまう可能性があります。人間の体には、無駄なものは一切ないのです。

その「未病」も血管が弱っているせいかもしれません！

重症な病気でなくとも、血管が弱ると血流が悪くなり酸素や栄養が全身に行き渡りにくくなりますから、様々な不調を引き起こします。肩こりがひどい、常にだるい、頭がボーッとするといった、いわゆる「未病」症状や、肌荒れや髪のパサつき、爪が割れるといった美容面の不調も、実は血管が弱っていることが原因だったりします。

「最近物忘れが激しくなってきた。認知症では……？」と心配な人も、血管を鍛えることで脳への血流がよくなれば、改善が期待できるかもしれません。

第４章

鍛えることで、血管がしなやかになる

血管は筋肉です

皆さん、意外とご存じないと思うのですが、**血管は筋肉です**。ということは、血管も筋トレをして鍛えることができる、ということでもあります。

ただし血管の筋肉である「血管平滑筋」は、不随意筋といって、自分の意思ではコントロールできないため自律神経が管理しています。そう聞くと「自分の意思で動かせないなら鍛えることはできないのでは？」と思うかもしれませんが、自律神経を介して、血管平滑筋にアプローチする〝血管筋トレ法〟を考案しました。それが、第1章でご紹介した「スーパーマン体操」です。

なぜスーパーマン体操が血管にいいか、それを説明する前に、まずは血管の構造について解説したいと思います。

次ページの図は、血管をスパッと切ったときの血管断面図です。血管は、内側から「内

血管の構造

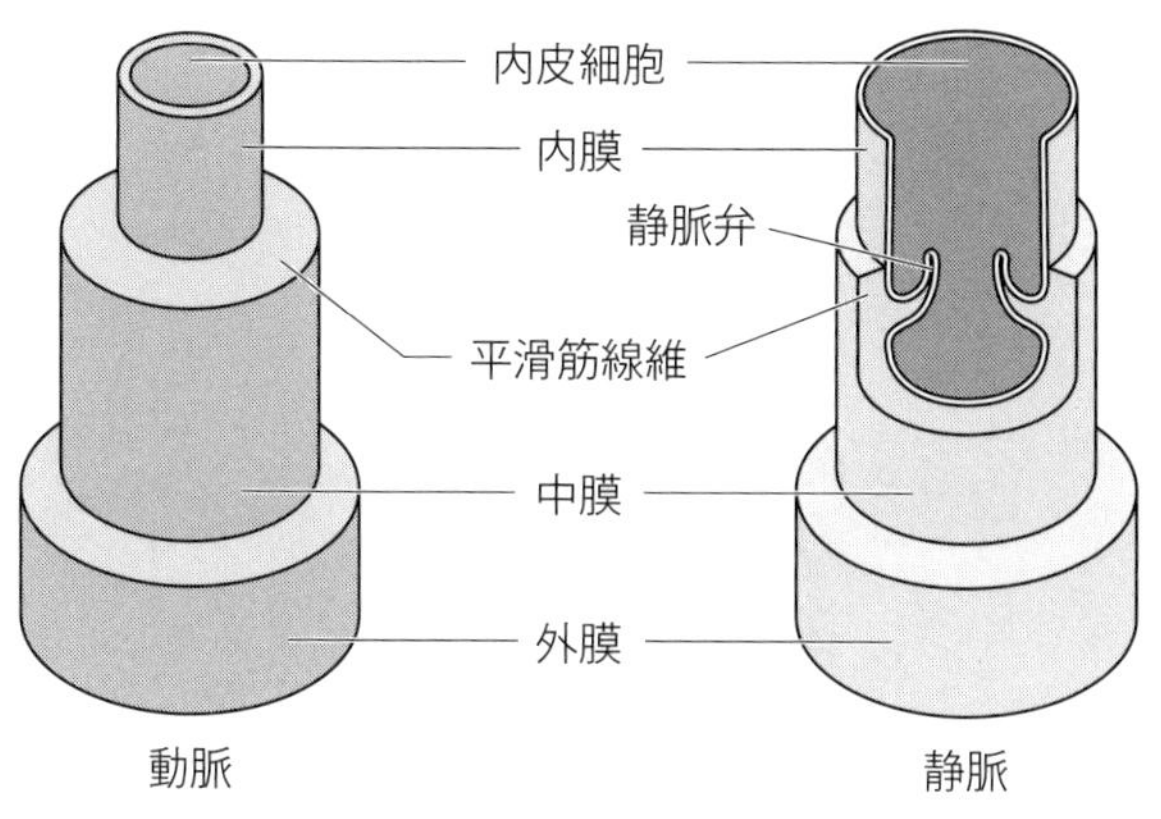

膜」「中膜」「外膜」という層になっています。その中でも最も厚みがある層が中膜で、この中膜こそが血管平滑筋です。そしてこの血管平滑筋こそが、収縮と拡張を繰り返すことで血液を押し流す、という重要な働きを担っているのです。

この血管平滑筋は、動脈と静脈に存在します。

一方、毛細血管は内皮細胞と基底膜細胞だけから成り立っており、血管平滑筋はありません。それゆえ、毛細血管に血液を送り出す動脈を鍛えることが、より重要になってくるのです。

血管を鍛える方法は2つあります

第2章で述べたように、血管は、運動不足や野菜中心の食事、また薬の影響などによってもダメージを受けますが、そういったことがなくとも、単純に加齢によってもジワジワと衰えていきます。ですから今は血圧が高くない、あるいは血管年齢が若いという人でも、いず

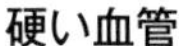

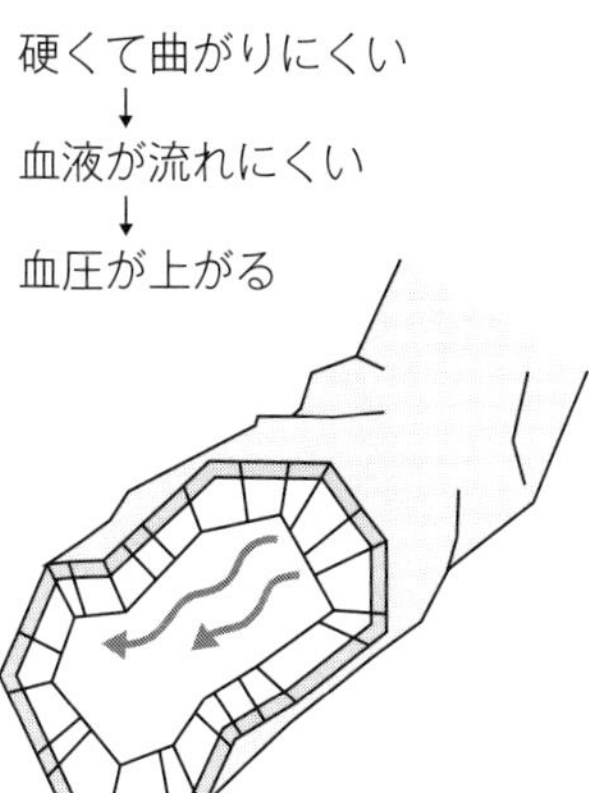

柔らかい血管

弾力があり、しなやか
↓
血液が流れやすい

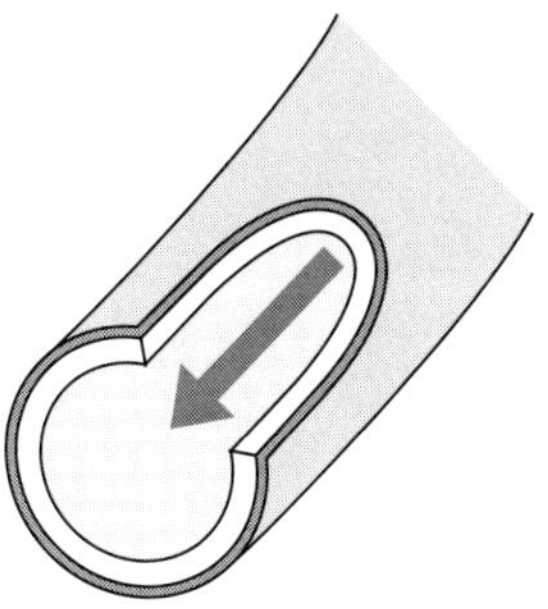

れ血管は衰えていきますから、やはり鍛えることが必要です。

そこでどう血管を鍛えればよいか？　それには2つのアプローチ法があります。一つは、血管の内皮細胞を刺激して血管をしなやかにする物質を出す方法。もう一つは、血管周辺の筋肉を動かすことで直接血管平滑筋にアプローチし鍛える方法です。そして、この2つのアプローチを一気にできてしまう効果的な運動が、本書で紹介しているトレーニングの中核をなす、スーパーマン体操なのです。

スーパーマン体操で「NO」の分泌アップ

ではまず1つ目の、血管内皮細胞を刺激してしなやかにする物質を出す方法について解説します。

そのポイントとなっているのは「NO」です。イエス・ノーの「NO」ではありませんよ。これは「エヌオー」と読み、一酸化窒素という物質のことです。

ＮＯには**血管を柔らかくしなやかにする働き**があります。この働きは、ルイス・Ｊ・イグナロ、フェリド・ムラド、ロバート・Ｆ・ファーチゴットの3名の研究者によって発見されました。3名はこの発見によって、1998年にノーベル医学・生理学賞を受賞しています。ＮＯとは、それほど私たちの体にとって重要な物質だということです。

そのＮＯには、具体的に次のような働きがあります。

- **血管を柔軟にして血液がスムーズに流れるようにする**
- **血小板が凝固しないようにし、血栓ができるのを防ぐ**
- **傷ついた血管を修復したり、血管が厚くなるのを防いだりする**

つまり、ＮＯの分泌を増やせれば、血管がしなやかに元気になり、酸素や栄養などを積んだ血液が全身の細胞にしっかりと行き渡るようになるということです。

ではＮＯはどうしたら分泌させられるかと言いますと、詳しくは私の前著『薬も減塩もいらない　1日1分で血圧は下がる！』で書かせていただきましたので、ここでは簡単に述べるに止まらせていただきます。

NOは血管の内皮細胞から分泌されますから、分泌量を増やすには、血流を一気にアップさせて内皮細胞に刺激を与えることが効果的です。

激しい運動をすれば血流は一気にアップしますが、そもそも血管の衰えが気になるという人が、いきなり毎日、そんな激しい運動をしようと思っても続きませんよね。そこでおすすめなのが、筋肉を硬直させることで血管を一旦収縮させ、その後パッと力を抜いて拡張させる、という方法です。こうすることによって一度せき止められていた血液が一気に流れ出しますから、激しい運動をしなくとも血管内皮細胞に多くの刺激が加わります。

そこでスーパーマン体操は、最初にスーパーマンが飛ぶときのような姿勢で体を固定する、というステップを取り入れています。これによって体がグラつかないよう筋肉はグッと収縮しますから、血流がせき止められます。その後力を抜くと血流が一気にアップしますから、血管壁が刺激されNOの分泌が増すのですが、この体操は、さらにそこでバタバタと手足を動かすことで、より血流をアップさせNOを最大限に分泌させよう、というものです。

これを繰り返しおこなえば血管がどんどん若返っていくだけでなく、脂肪も背中を中心に燃焼されて落ちていきます。実際におこなっていただくと、おそらく「え、これだけで？」

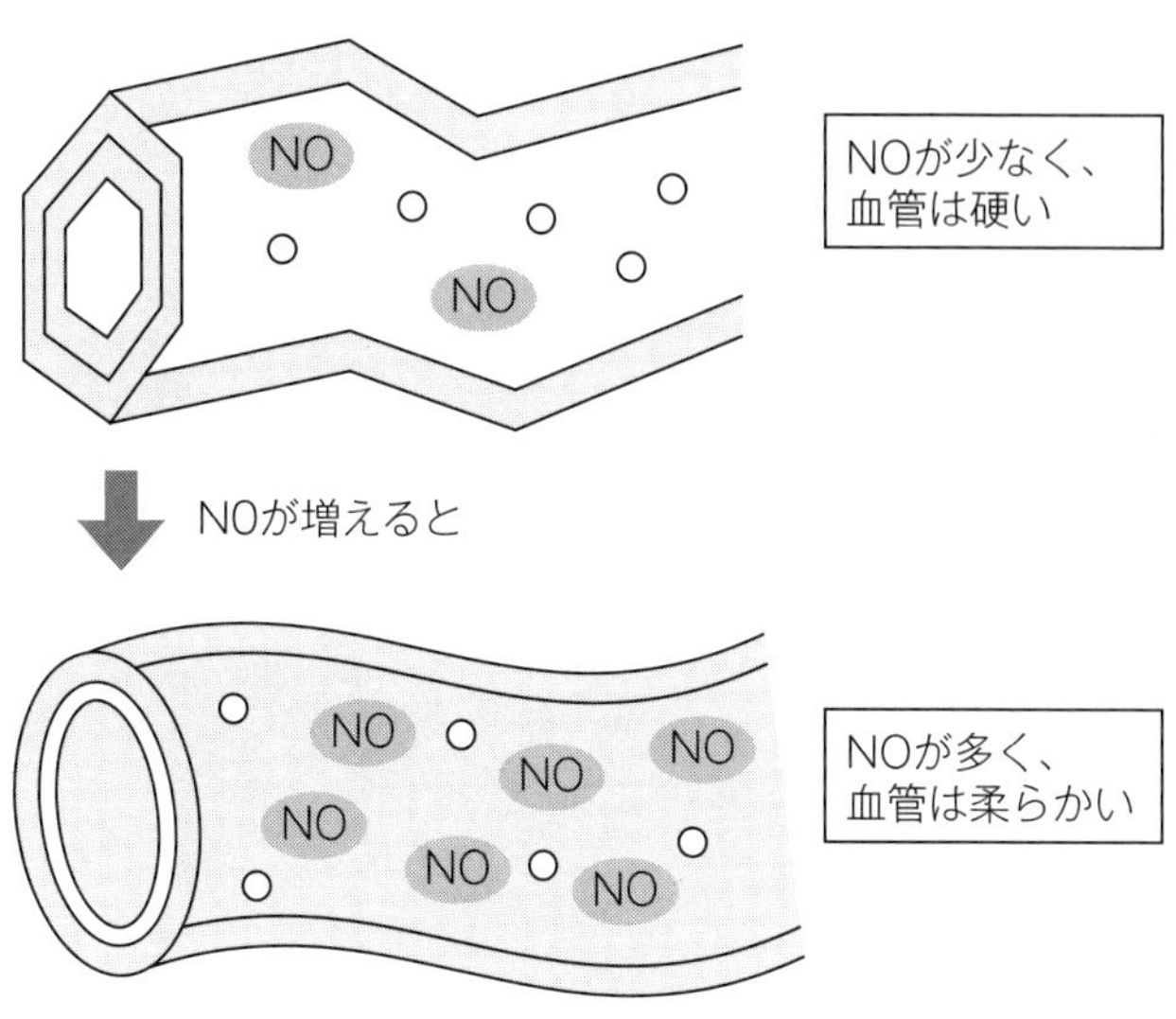
NO
NO
NOが少なく、
血管は硬い
NOが増えると
NO
NO
NO
NO
NO
NO
NO
NOが多く、
血管は柔らかい
血管が柔らかくなる！

と驚かれるくらい、健康面でもダイエット面でも効果を感じてもらえると思います。

ただしスーパーマン体操は、腰が悪い人はおこなうのが難しいかもしれません。その場合は、たとえば胸の前で両手を合わせてギューッと押し合いフッと力を抜く、これだけでもNOは分泌されます。血管の衰えが心配な人は、ふと思い出したときでかまいませんので、ぜひおこなってみてください。

このように血流をよくしないと、NOは分泌されません。ずっと座ったままパソコンに向き合っていたり、動いてもゆっくりのんびり行動しているだけでは分泌されませんから、座りすぎや運動不足が増えている現代人の血管は、放っておくとサビてしまう一方なのです。ぜひ毎日、短時間でもいいのでスーパーマン体操をおこなってほしいと思います。

温冷交代浴もNO分泌にはおすすめ

スーパーマン体操ほどの高い効果ではありませんが、温冷交代浴もNOの分泌を促します。

よく北欧式サウナとして、暑いサウナから雪の積もった外に飛び出して体を冷やす、なんてことを繰り返しているシーンをテレビで見ますよね。もちろんここまで極端な温冷交代浴は人によって危険もありますが、血管をグーッと縮めたり広げたりしているという点においては、これも立派な血管体操と言えるでしょう。

この温冷交代浴ですが、実は見た目ほどに寒くはないのです。人間は恒温動物で、零下の場所にいても赤道直下にいても、体温を調節して一定温度に保とうとする働きがあります。だから短い時間ならば、氷のように冷たい水の中に入っていても、私たちは死にませんよね。ただし長時間浸かっていると体温を保てなくなってきますから、水難事故に遭ったとき助けが来るのを待てるのは15分くらいが限界でしょう。かの有名な映画『タイタニック』でも、レオナルド・ディカプリオは最後、ずっと水に浸かっていたことで低体温症に陥り、体力が尽きて海の底へと沈んでいってしまいましたよね。ですからもしも水上で漂流するような事態になったときは、板きれでも何でもいいので上に上がって、体を水から出しておくことが大切です。

ただし体脂肪率が高い人は、皮下脂肪という発泡スチロールで体を覆っているような状態ですので、低体温症になりにくいでしょう。水難事故に遭ったときも、痩せている人より助かる確率が少しだけ高いかもしれません。

さて、この温冷交代浴をどのように実践するかですが、サウナがいちばん手軽でしょう。銭湯やスポーツジムなどで、ぜひサウナを利用しておこなってみてください。

まず、サウナに5分間入り、出たらすぐに冷たいシャワーを浴びます。ある程度冷やせればいいので、30秒~1分間程度で大丈夫です。これを最低3回、繰り返します。

毛穴が開いたり閉じたりを繰り返すことで、毛穴を刺激して、発汗作用を促します。これがスイッチとなって、血流がよくなり、NOも分泌されます。

毎日スーパーマン体操をおこなって、随時この温冷交代浴を組み合わせることで、強くしなやかな血管を作ることができます。

血管をストレッチすることはできません

ここであらためて、よい血管、悪い血管について確認しておきましょう。

よい血管というのは、しなやかで柔軟性がある血管です。反対に悪い血管とは、硬く柔軟性がなくなった血管です。なぜ硬くなってしまうかというと、血管も筋肉ですから、他の体の部位と同じで筋肉が凝り固まってしまうからです。

ということは血管をよい状態にするには、硬くなった筋肉を柔らかくしてあげることがポイントになってきます。そうすることによって血管は柔らかくしなやかになり、結果的に強く鍛えられていくのです。

ではどうすれば、硬くなった血管を柔らかくしなやかにすることができるのでしょう？

筋肉を柔らかくするというと、皆さん、まず頭に浮かぶのがストレッチではないかと思います。でも実は、血管というのは基本的に縦方向には伸縮しません。**ストレッチをして体を伸ばしても、血管がビヨ〜ンと長くなったり短くなったりはしない**のです。血管が伸縮するのは横方向にだけです。そうして管の円形が太くなったり細くなったり収縮することによって、ポンプのように血液をスムーズに押し流してくれているのです。

血管が横方向にしか伸縮しないということは、**血管をしなやかにするには、横から圧をかけることがポイント**となってきます。そうして硬くなった血管平滑筋を柔らかくしていくのです。

その圧をかける役割を担ってくれるのが、筋肉です。血管の筋肉である血管平滑筋は、不随意筋といって自分の意思で動かすことができないので、**周辺の筋肉を動かして血管の外側から圧力をかけて鍛えることで、同時に柔軟性を上げる**、という方法が簡単かつ効率的なやり方なのです。

筋肉というのは、ちょっと重いものを持ったりするだけでも何百本もの筋繊維が切れる、と言われています。重いものを何度も持ち上げたり、長時間持ち続けたりすると、だんだん力が入らなくなって、軽いものですら持ち上げられなくなりますよね。それは筋繊維が大量に切れてしまうからです。筋繊維が限界に達すると、〝痛み〟をおこしてストップをかけ、その部分の筋肉を使わせないようにします。そうして２～３日経つと切れた筋繊維が修復され、前よりもっと太く強い筋繊維になるのです。ウェイトトレーニングなどは、まさにその修復作用を利用して筋肥大させることで、どんどん重いバーを持ち上げられるようになるわけです。

スーパーマン体操は、これと同じことを血管の筋肉でもおこなおう、というものです。お腹を中心として、両手、両足を上げることで、腕、広い背中や腰、お尻や太ももの裏側など体の裏側の部分を鍛えると同時に、収縮した筋肉に血管が圧迫されます。次に手足をおろしたとき、一気に血管が解放され、血流がよくなるため、ＮＯが大量に出るのです。

スーパーマン体操では、最初にスーパーマンの姿勢をとって背中側の筋肉を収縮させた後に、手足をバタバタさせます。これはＮＯをさらに効率よく分泌させる目的があります。

大きい筋肉を鍛えることも大切

ただし、いくら手足をバタバタ動かしても、そもそも筋肉が少なければ効果も少なくなってしまいます。そこで効率的に筋肉を増やすため、スーパーマン体操には、最後に平泳ぎのようにスイスイと手を動かす運動が組み合わされています。

先にも説明しましたが、**血管の筋肉を鍛えてしなやかにするには、その周辺の筋肉を動かすことで血管に圧をかけることが効果的**です。しかし多くの人は運動不足のため、そもそも血管に圧をかけるための筋肉がほとんどありません。ですからまずは筋肉量を増やす必要があるのです。

簡単に短時間で筋肉を増やすには、大きい筋肉を鍛えることが近道となります。また大きい筋肉には血管もたくさん通っていますから、そこを鍛えることは血流をよくするという点においても効率的です。

では体の中で大きい筋肉といえばどこかというと、まずは背中です。

背中は、日常生活の中であまり使いませんから、歳をとるとものすごい勢いで筋肉が衰えていきます。とくに女性は更年期による筋力低下の影響もあって、40歳頃から背中の筋肉低下が原因で腰痛を訴える人が激増しているほどです。

どのくらい背中の筋肉が大切かというと、**脊柱を支え、姿勢を保つ働きの脊柱起立筋、物を持ち上げるときに使われる僧帽筋、物を手で引き寄せるときに使う広背筋など、非常に重要で大きな筋肉がありますから**、背中を鍛えることは、老後の健康状態にも大きくつながってきます。そこで何とか背中を効率よく動かす運動をおこなってほしいと考え、スーパーマン体操の最後に、この平泳ぎのようなスイスイと手を掻く動きを取り入れました。

背中の筋肉がある程度ついている人でも、猫背だったり、座りっぱなしの生活を送っていたりすると、こり固まってしまっているのです。このスイスイ運動には、**肩甲骨をしっかり動かすことで背中の筋肉がほぐれるというメリット**もありますので、単独でおこなうのもおすすめです。

すべての筋肉を鍛えるスポーツはありません

筋肉を動かすことが血管平滑筋を鍛えることになるのだとしたら、スーパーマン体操などしなくても私はスポーツをしているから大丈夫、と思った人もいると思います。しかし血管というのは、全身に張り巡らされています。そう考えると、日々の中でいかに使わない筋肉をなくすか、ということがポイントになってきます。

たとえばプロのスポーツ選手でも大病にかかることはありますよね。野球なら野球で使う筋肉、バレーボールならバレーボールで使う筋肉ということで、使う筋肉が決まっていきます。そうすると、そのスポーツでは使われない筋肉がどんどんサビていってしまう。だから特定のスポーツ種目だけにあるケガや不調があるのです。

最近は右打ちの野球選手だったら左打ちも練習するなど、なるべく均等にバランスよく筋肉を鍛えるようになってきています。実際そうしないと、少しでもイレギュラーな動きをしたときに簡単に肉ばなれや捻挫を起こしてしまうのです。ましてやあまり運動をしていない人なら、筋肉がないために長い時間赤ちゃんを抱っこしただけで疲労骨折をしてしまう、なんてことも起こりかねません。それだけにすべての筋肉に効率よくアプローチできるスーパーマン体操を、ぜひおこなってほしいと思うのです。

スケート運動をプラスするとより効果的に

また第1章では、スーパーマン体操の後に、プラスアルファとしてのスケート運動と、クールダウンとしてのストレッチも紹介しています。これらをおこなう利点についても説明しておきます。

スーパーマン体操では、主にインナーマッスルを使い、筋肉を収縮させてあえて血流を悪くしています。終了後に血流が一気によくなったところで、さらに動きの速いスケート運動をします。この有酸素運動を取り入れることで、代謝アップだけでなく、脂肪燃焼効果が倍増します。

ただし、筋肉がない人にとっては写真で見るよりハードだと思います。この運動をおこなうのが嫌でスーパーマン体操自体もやらなくなってしまった、なんてことにはなってほしくないので、一回でもキツイという人は少し体力がついてきてからでもかまいません。

最後におこなうストレッチは、筋肉をほぐすこととNOを出すことを目的としています。運動の最後に呼吸を整え、しっかりと伸ばしてほぐすことが大切です。それによって血行のよい状態が維持され、NOが継続的に分泌されるメリットもありますので、まずは1セットからでも始めてみてください。

肩こりはレンガで血管を潰している状態

最後のストレッチは血管を鍛えるというより、運動で鍛えて酷使した筋肉をほぐしてクールダウンすることが目的です。先ほど、血管の筋肉を鍛えるには周辺の筋肉を動かすことが大切で、それにはストレッチよりも体操のほうが効果的だとお伝えしましたが、もちろんストレッチだけでも血管によい作用はもたらしてくれます。

たとえば肩こりは、ジーッと縮こまって肩の筋肉を動かさないことによってこり固まってしまった、という状態です。そもそも筋肉というのは時間とともに縮んでいく性質があるので、使っていないと、どんどん縮んで周辺の血管が圧迫されて血行も悪くなってしまいますから、常に伸ばすということをしなければなりません。だから私たちは、ずっとパソコンの前で同じ姿勢でいて、時々「ア～」と両手を広げて伸びをするのは無意識にストレッチをして血流をよくしようとしているわけです。

肩こりがひどい人というのは、首と背中の筋肉がカチカチに固まっていますから、当然血行も悪くなっていて、脳に酸素が十分に運ばれません。だから肩こりがひどいときというのは、脳が酸欠状態になってあくびがよく出るのです。夕方になってくると「フワァ～」とあくびをして「もうこんな時間か」と伸びをしたりする。実はこれがすごく大事なわけです。

とくに動物はこの本能がもっと強く、よくグーッと背中を反らして伸びをしている姿を見かけることと思います。動物たちはふだん猫背なだけに、この伸びをするという行為が欠かせないものでもあるのです。

肩こりの人が血行が悪いというのは、たとえるならレンガに挟まれたビニールホースです。ホースはレンガに潰されて、中の水はスムーズに流れませんよね。

ですが、このレンガがスポンジだったらどうでしょう？　スポンジなら、どれだけホースに圧をかけたところで、ホースは潰れません。だから私たちはストレッチをおこなって、レンガのように硬くなった筋肉をスポンジのようにしなやかにする必要があるのです。

スーパーマン体操は、血管と筋肉を同時に鍛えてしなやかにするので、非常に効率のよい体操なのです。

肩こりといえば、よくサプリメントのＣＭなどで、そのサプリを飲むとカッチカチだった肩の筋肉がすっきりほぐされていく、そんなシーンが流れていますよね。これは、肩こりの原因は血行障害にあるということで、血管拡張効果のあるビタミンを摂取して血行を改善する、という理屈です。

しかし本来は、筋肉が硬くなって血管を圧迫し血行が悪くなっているわけです。そこにいくら血行をよくするビタミンを摂ったところで、筋肉が硬いままでは血管は広がってくれませんから、血行もよくなりようがありません。

肩こりに効くサプリメントの効果を引き出すなら、ストレッチをして筋肉をほぐしておいてから飲むことをおすすめします。肩こりに限らず、サプリメントは飲むタイミングによって効き方が大きく変わってきます。その辺りをよく調べてから摂取するようにしてほしいと思います。

痛いマッサージをやってはいけない!?

肩がカチコチで硬くなっている状態で、痛いくらい強い力でマッサージする人がいますが、これは絶対にやめてください。実は、痛みを感じるほどのマッサージは、筋肉をほぐすどころかまったくの逆効果で、筋繊維を傷つけています。

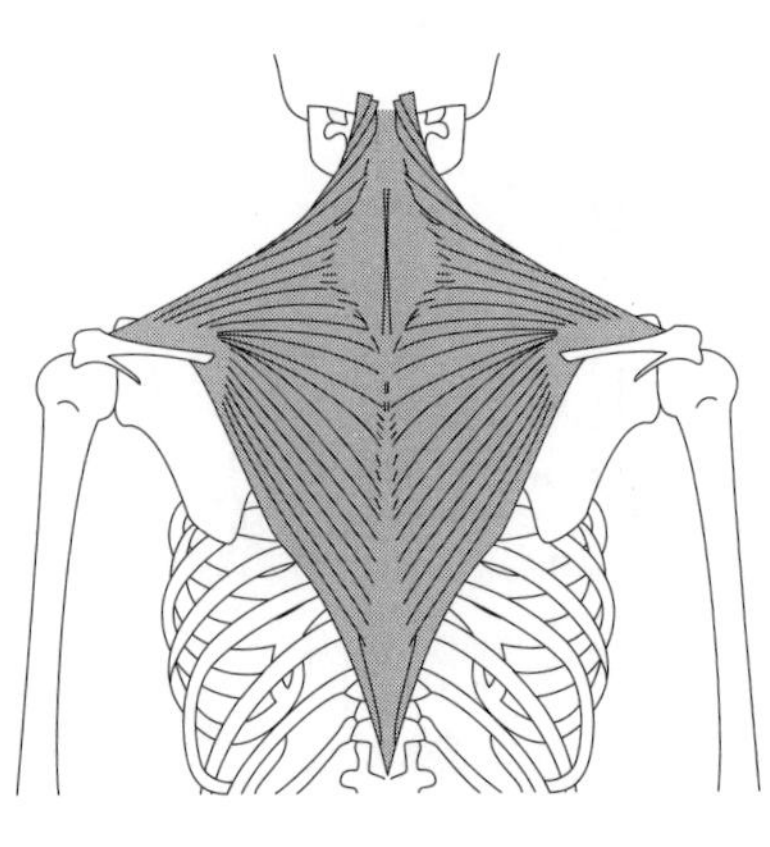

そもそも**「痛み」とは、これ以上の負荷をかけないで！　という体からのストップサイン**です。

筋繊維は伸縮性のみの働きです。どういうことかというと、筋繊維は縦に伸びたり、縮んだりすることはできますが、横からの力には非常に弱いのです。図は背中の僧帽筋のイラストですが、筋繊維は横に走っているのがわかります。

この状態で筋繊維を上から力をかけてマッサージすると、簡単に筋繊維が切れてしまいます。マッサージが終わり、少し時間が経ってから痛みが出る〝揉み返し〟を経験したことはありませんか。

これはマッサージをおこなった部分で筋繊維が切れて炎症が起こっているということです。

肩や首がカチコチの人は、筋肉が収縮して硬くなっている状態ですので、揉むのではなくまずは**筋肉をストレッチして筋繊維を伸ばしてあげることが正しい対処法**になります。

スーパーマン体操には体の引き締め効果も！

スーパーマン体操は血管と筋肉を同時に鍛えるために考案したものですが、脂肪を燃焼させ、体の引き締めにもつながる、という効果があります。

私たちが太るのは、摂取した糖質が使われずに余り、脂肪となって蓄えられていくからです。ですから痩せるための解決策は2つ。①いかに蓄えられてしまった脂肪を燃焼させるか、②摂取した糖質を脂肪に変えさせないか、ということです。そこで①と②を同時に解決するのが、筋肉の「W（ダブル）エンジン」です。

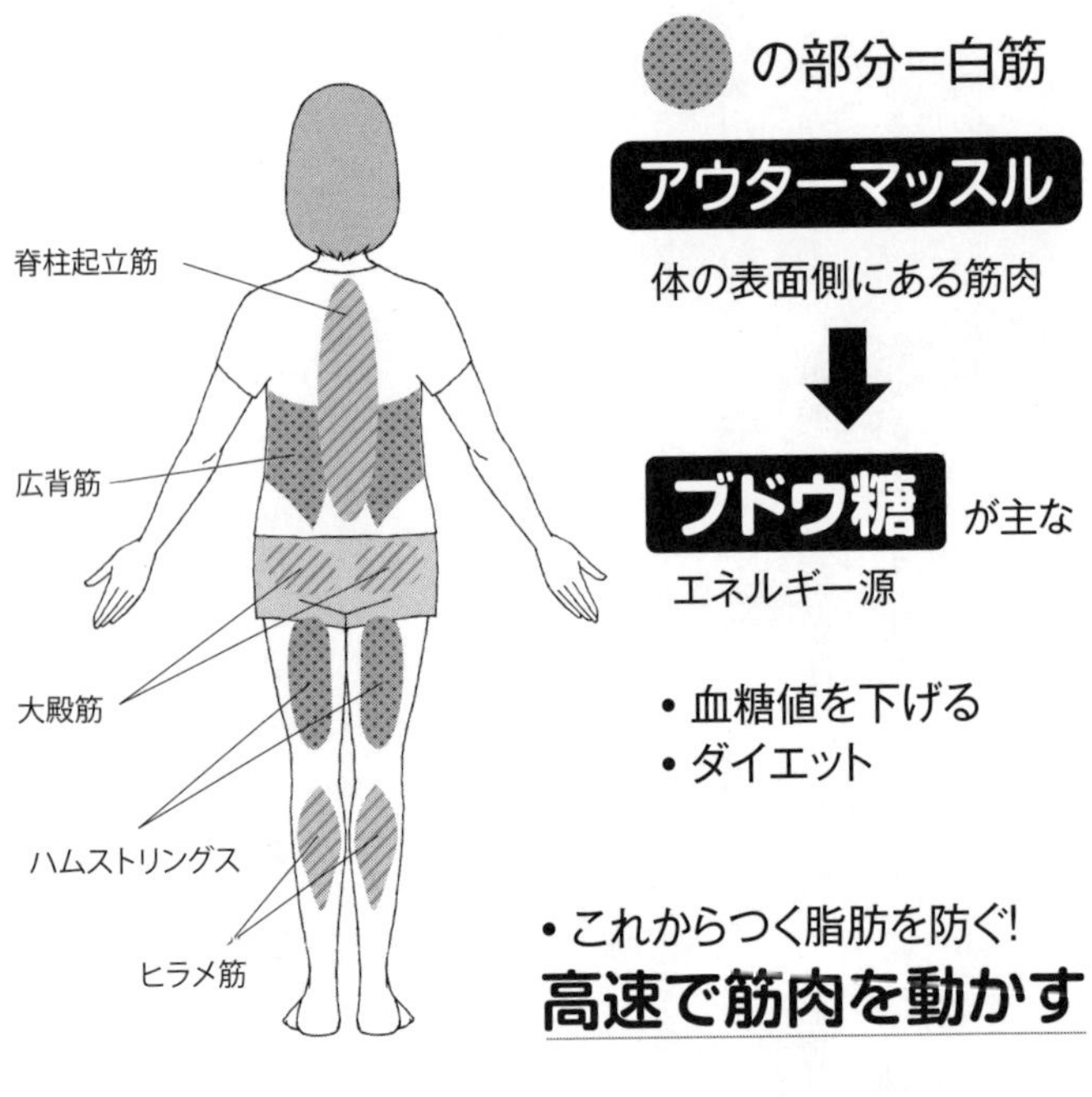

がある!!

どちらのスイッチをON!にする?

 の部分＝赤筋

インナーマッスル

体幹といわれる
体の深部にある筋肉

↓

脂肪が主な
エネルギー源

- 脂肪燃焼
- ダイエット

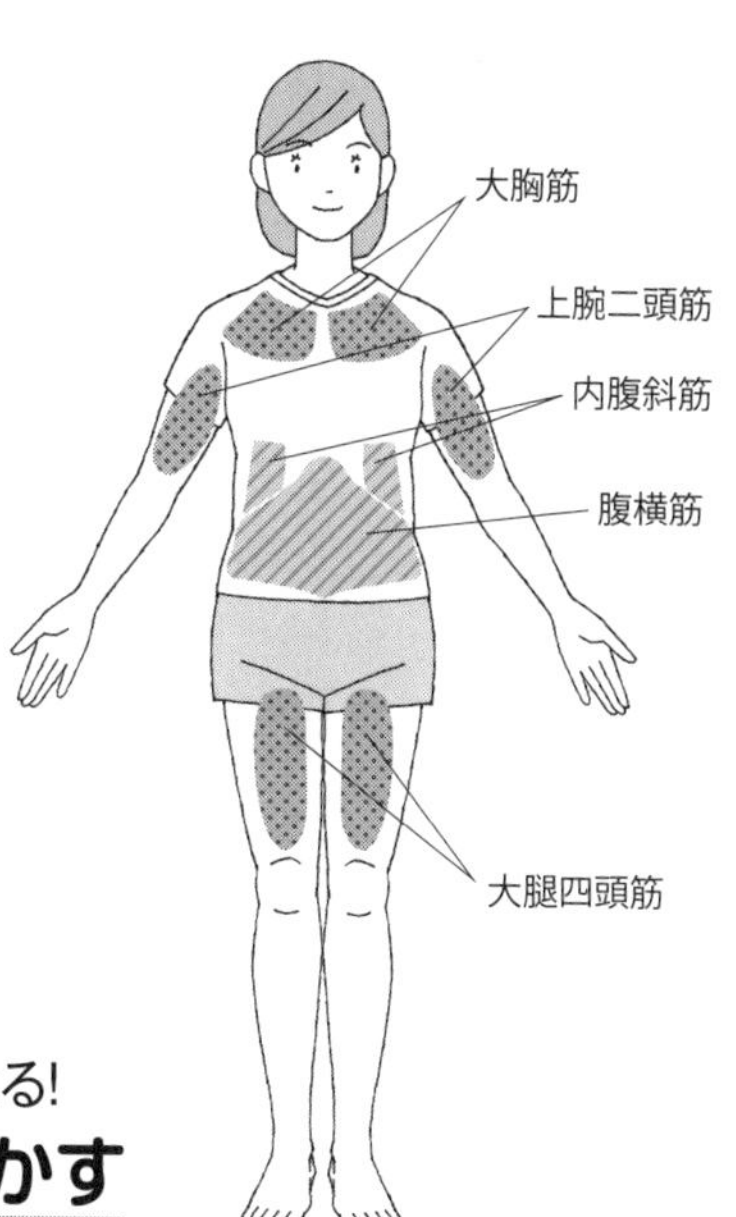

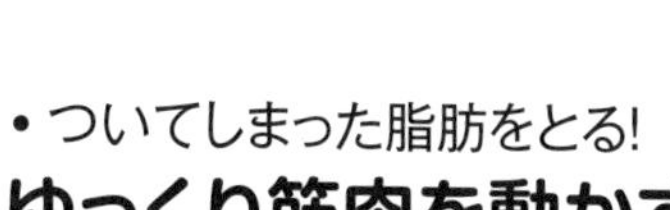

- ついてしまった脂肪をとる!

ゆっくり筋肉を動かす

人間には2つのエンジン

「W（ダブル）エンジン」

※筋肉はどの部位でも「アウターマッスル」と「インナーマッスル」で構成されています。この図では、一般的な環境で筋肉の使われる割合の多いほうで分けています。

皆さんは、筋肉には赤筋と白筋の2種類があるのをご存じでしょうか？　赤筋はお腹や背中など体幹部分や深部の筋肉に多く、脂肪を主なエネルギー源としています。一方、白筋は体の表面側にある筋肉に多く、ブドウ糖を主なエネルギー源としています。つまり、**赤筋を使うと体についてしまった脂肪を燃焼してくれ、白筋を使うとブドウ糖が脂肪に変わる前に燃焼してくれる**、ということ。体を引き締めたいなら、赤筋と白筋の2つのエンジン、つまり「Wエンジン」を稼働させる運動をすることが非常に効率的だ、ということなのです。

ではそれぞれの筋肉はどうしたら効率よく使えるかと言いますと、赤筋は持続的に筋肉を動かすことがポイントです。ウォーキングやランニングなど、有酸素運動と言われるものですね。反対に白筋は、瞬発的な動きの際に使われます。こちらは無酸素運動と言われ、筋トレや短距離走がその代表です。

もう少し詳しく解説いたします。

赤筋が使われるときに働いているのが、筋肉細胞の中にあるミトコンドリアという細胞器官です。ですから赤筋をどんどん使って脂肪燃焼させ、引き締まった体にするにはミトコンドリアを増やす必要がありますが、どうしたら増やせるかと言いますと、それが先ほどお伝えした、持続的に筋肉を使う有酸素運動です。それもできるだけゆっくり持続的に動かすことがポイントです。同じ姿勢で静止するくらいでもいいでしょう。

ミトコンドリアは働くうえで多くの酸素を必要とします。ですから赤筋を効率的に使うには、ハアハアと酸素を多く取り込むような有酸素運動が有効なのですが、その酸素をミトコンドリアに運んでくれるのが、ミオグロビンというタンパク質です。

私たちはランニングなどの有酸素運動を始めると、当初はすぐにハアハアと息切れしてしまいますよね。ですが頻繁に走り続けていると、だんだん多少走ったくらいでは息切れしにくくなります。それはなぜかというと、ミオグロビンが増えて酸素を体にため込んでくれるからなのです。

そしてこのミオグロビンは鉄分を含んでいるので赤色をしています。だから赤筋を使えば使うほど鍛えられて、筋肉がどんどん赤くなってきます。また、白筋と違って赤筋は太くならないということ。そうではなく、赤味が増すのです。いわゆる脂肪分の少ない「赤身の肉」ですね。

一方、白筋が使われるときに働いているのが、インスリン受容体です。インスリンと聞くと、「低インスリンダイエット」の影響もあり、「インスリンが出ると太る」と多くの人が誤解しています。

低インスリンダイエットの考え方は、糖質を摂取するとインスリンが分泌され、糖を脂肪へと変えてしまうので、糖質の摂取を減らしたり、糖になりにくい食べ物を選んだりして、インスリンの分泌を抑えれば太らない、というものです。しかし、インスリンが太る原因のような理論は大きな間違いです。そもそも、糖を脂肪に変えるのは、インスリンにとって二次的な役割にすぎません。インスリンの一番の役割は「細胞に体のエネルギー源である糖を配っている」いわば、私たちの生命を維持するための宅配業者なのです。

そして、そのインスリンが運んだ糖を受け取るのが、インスリン受容体です。インスリン受容体は主に筋肉、それも白筋に多く存在しています。つまり白筋が少ないと、糖を受け取る窓口であるインスリン受容体も少ないわけですから、受け取ってもらえなかった糖は脂肪に回されてしまいます。たとえば、背中のように本来は大きな筋肉があるところに脂肪がつき始めたら、相当筋肉量が減っているというサイン。早急に白筋を使う運動を始めて、インスリン受容体を増やす必要があります。

そこで有効なのが筋トレなどの無酸素運動なのですが、より効率的に増やすには、高速で筋肉を動かすことがポイントとなってきます。

この白筋は、赤筋と違って鍛えると太く大きくなっていきます。筋肉の大きさを競うボディビルダーたちは筋トレをして、主にこの白筋の筋繊維を太くしているわけです。ただ彼らは有酸素運動をあまりおこないませんから、赤筋の比重が少なめです。そのため、瞬間的に重い荷物などを持ち上げるのは得意ですが、長時間体を使い続ける作業には向いていないのです。

血管を丈夫にするだけでなく、太らない体を手に入れたいなら、赤筋と白筋の両方を鍛える運動が必要になってきます。だからよくジムでおこなわれる、筋トレとトレッドミル（ランニングやウォーキング用の健康マシンのこと）を組み合わせた運動は、赤筋と白筋の２つのエンジン、つまり「Ｗエンジン」を稼働させるのでダイエットには効果的なのです。

しかし、「Wエンジン」を稼働させるために筋トレとランニングを頻繁におこなおうと思っても、なかなか続きませんよね。お金もかからず、時間がなくてもできるこのスーパーマン体操をおこなえば、きつい筋トレをしなくてもWエンジンを効率よく稼働させるので、太りにくい体になっていくはずです。血管が丈夫になるだけでなく、体が絞れて綺麗になれるなんて……と信じられないかもしれませんが、まずはスーパーマン体操を1週間でいいので続けてみてください。必ず変化を実感していただけることと思います。

私のところには、高血圧を改善するために通ってくる人が多いのですが、血圧を下げる体操をおこなってもらっていたところ、ほとんどの人が徐々に体が引き締まり、気づいたらダイエットにもなっていたのです。皆さん、最初は血圧を下げることが目的で来ていたのが、血圧が基準内に収まってきたら、今度は「7号の服を着られるようにもっと引き締めたい」と目標がすっかり変わっていたりします（笑）。

認知症の予防も美肌も美髪も

また血管を強くすると、脳も元気になりますし、認知症にもなりにくくなります。血管が丈夫で血流がよければ、当然脳にも酸素や栄養がたっぷり運ばれますから、脳の働きもアップします。高齢者なら認知症予防になりますし、若い人なら学力アップにもつながるのではないかと思います。

それだけに、高血圧と診断されたからといって安易に血圧を下げる薬を飲む、ということを絶対にしないでほしいのです。

血圧を下げる薬というのは、基本的に**血流を弱める薬**です。血流が弱まれば血管にかかる圧は減りますから、当然血圧は下がります。ですが**血流が弱まるということは、脳に運ばれる酸素や栄養も減るということ**です。実際、降圧剤を飲んでいる人で、薬の飲みすぎによって不調を引き起こしている高齢者は少なくありません。認知症の症状も、降圧剤長期服用が原因の可能性が大いにあると私は考えています。

他にも、血管が丈夫になり血流がよくなれば、末端まで栄養がしっかり運ばれて細胞が元気になりますから、肌もツヤツヤになるのはもちろん、髪や爪といった隅々まで綺麗になるでしょう。

ただしそのためには、血液に運んでもらうための栄養をしっかり摂取することが必要です。いくら血管が柔らかく元気になっても、食べているもののバランスが悪ければ、髪や爪といった末端の細胞にまで届きません。ですからスーパーマン体操をおこなうだけでなく、正しい食事を摂る、ということもしっかりと心がけてほしいと思います。

しかし昨今はベジタリアンが増えてきています。菜食主義とは、主に宗教的見地から動物性食品を控える、というものでした。そこから、動物性タンパク質を大豆などの豆類で代替できるならそのほうがよいのではないか？　と考える健康志向派の人たちが欧米を中心に増え始め、昨今は日本の食生活にもかなり入り込んできています。そういった菜食主義の人たちは、お寿司でもカッパ巻きばかり食べたり、牛乳もよくないと言ったりします。

なぜ、野菜中心の生活ではいけないのでしょうか？

感情や精神安定などに働く、脳内ホルモンは主にアミノ酸で作られています。残念ながら、野菜には脳内ホルモンの原料になるアミノ酸が少なすぎるのです。

たとえば、感情をコントロールするホルモン「セロトニン」は、何らかの原因で出なくなったり少なくなったりすると、うつ状態に陥ることがわかっています。

セロトニンはトリプトファンという必須アミノ酸とビタミンB_6を一緒に摂ることで、脳内で合成されます。その２つの成分を含むのは、赤身の肉やマグロ、カツオなどの赤身の魚です。植物性タンパク質である大豆にはトリプトファンは入っていますが、ビタミンB_6がありません。

また、アミノ酸で合成されるホルモンの中に、膵臓で作られるインスリンがあります。このインスリンが膵臓で作られなくなると血糖値が下がらなくなり、高血糖の状態が続きます。このことを糖尿病と言っているのですが、実は、菜食主義人口が多い国インドが世界第2位の糖尿病大国なのです。これは偶然なのでしょうか。

健康やダイエットを気にして、極端な野菜中心の食生活にするのは、動物性のタンパク質が欠乏して筋肉や血管が作られないどころか、うつ病や糖尿病になりやすい体になってしまうということを忘れないでほしいのです。

しなやか血管で代謝アップ

血管をしなやかにするスーパーマン体操はダイエット効果もあるとお伝えしましたが、血管がしなやかになればそれだけで太りにくくなる、というよさもあります。とにかく痩せたいと思っている人にとっては、病気や認知症を予防してくれることよりも、むしろこちらのほうが体操をおこなおうというモチベーションになるかもしれません。スーパーマン体操を継続して、血管を鍛え、しなやかにすることで、引き締まった体を手に入れてください。

第5章　血管と血液を健康にする食事

タンパク質を摂取してから筋トレを

タンパク質の重要性について見ていきましょう。

人間にはなぜタンパク質が必要かと言いますと、私たちの体は水とアミノ酸からできているからです。そして、血管も筋肉です。筋肉の原料はタンパク質ですから、血管を強くするにはタンパク質をしっかり摂取することが必須です。

肉や魚などでタンパク質を摂取すると、体内の消化酵素の働きにより、3～4時間かけてアミノ酸に分解され、小腸で吸収されます。そのアミノ酸は、脳からの指令によって体の必要な部位に送られていきます。アミノ酸が送られる順序は、緊急性が高い部位が優先されることになります。ケガなど修復する箇所へまず送られるのです。

そこでこの原理を利用して、**タンパク質をしっかり摂取した後で筋トレをおこなう**、ということをおすすめしたいと思います。

筋トレというのは筋繊維をあえて切って負傷させている行為でもあります。強い負荷をかけることによって筋繊維が何本も切れ、その修復を繰り返すことで太く強く鍛えられていくわけです。それゆえ筋トレを行う前にアミノ酸を摂取すると、筋トレで傷んだ部分に優先的にアミノ酸が送られ、効率的に筋肉を鍛えることができるのです。

タンパク質の摂取と同様に重要なのが、休息です。スーパーマン体操をおこなうことで、筋肉に負荷を与えますが、その筋肉は24〜48時間かけて修復されます。体操した次の日に筋肉痛になっていたら、修復がまだ完了していないサインですので、痛みがひくまで休んでください。慣れてくると、１日で回復するようになります。筋肉が鍛えられれば、血流がよくなり、血管もどんどん若返っていきます。

動物性、植物性、どちらのタンパク質がいい？

現在、高齢者で「サルコペニア」と診断される人が多いのをご存じでしょうか。サルコペニアとは、加齢に伴って生じる筋肉量と筋力の低下のことを言うのですが、サルコペニアの増加で、寝たきりになるリスクが高まっているのです。しかし、近年高齢者だけの問題でもなくなってきているのが若い人のサルコペニアです。高齢者と違い、一見普通の体格でも筋肉量の減少で、まわりに脂肪がついてしまう「サルコペニア肥満」が増加傾向にあります。実は、サルコペニアと診断された方の多くは、タンパク質の摂取量が少ないことが原因であるとわかりました。筋肉の材料となるタンパク質の摂取量が減ることで筋肉量も減っていきます。すると脂肪がまわりについてきて基礎代謝量も減少し、どんどん痩せにくい体になっていくのです。

体の細胞は、日々古い細胞から新しい細胞へと生まれ変わる新陳代謝を繰り返しています。しかし、細胞の原料であるタンパク質を摂らなければ、新陳代謝もままなりません。何度も言いますが、タンパク質はとても重要なのです。

では、どのようなタンパク質を摂ればいいのでしょうか。

タンパク質には「動物性タンパク質」と「植物性タンパク質」がありますが、筋肉作りには、動物性タンパク質がおすすめです。

人間の体を作っているタンパク質は９種類の必須アミノ酸と11種類の非必須アミノ酸で構成されています。非必須アミノ酸は他のアミノ酸から体内で合成して不足を補うことができますが、必須アミノ酸は、体で作ることができませんので、食物から摂るしかありません。動物性タンパク質は必須アミノ酸が豊富で理想的なアミノ酸バランスと言えます。

植物性タンパク質の中でも、「畑のお肉」と言われる大豆は人間に必要な必須アミノ酸が９種類揃ってはいるのですが、メチオニンの量が少ないのが欠点です。小麦も、必須アミノ酸のリジン、メチオニン、スレオニンが少ないのです。メチオニンが少ない食生活が続くと、抜け毛やアレルギーによるかゆみを引き起こしたり、利尿機能が低下しむくみやすくなったりします。しかし、肉や魚が苦手という人でも、植物性タンパク質で理想的なバランスに近づけることはできます。メチオニンの多い食材を組み合わせることです。

このメチオニンの多いのが、実はご飯（白米）です。そして大豆を納豆にすればいいのです。そう、納豆ご飯です！　これこそ完璧なアミノ酸バランスです。人間の味覚は、本能で、１００点満点の食べ物を編み出していたのですね。

野菜だけたっぷり食べても意味がない

このように血管によい食事とは、タンパク質を中心にいろいろなものをバランスよく食べる食事です。

反対に血管に悪い食事というのは、先にも言いましたが、野菜中心の食事にしてしまうことです。もちろん、野菜自体が悪いものだというわけではありません。ただ、血管を作っているのはタンパク質ですから、野菜中心ではなく**タンパク質中心の食事にしてほしいのです**。野菜のビタミンは、あくまでタンパク質の栄養を補うもの、と考えてください。

その野菜も、必ず油（脂）と一緒に摂取することが大切です。というのもビタミンというのは脂溶性のものが多いので、油（脂）と一緒に摂ることで体内に吸収されます。それなのにカロリーを気にする人は、ノンオイルのドレッシングをかけて野菜を食べますから、非常にもったいないのです。

肉にも脂が含まれていますから、肉と野菜を一緒に摂ることはビタミンの吸収率を非常に高めてくれるのでおすすめです。

アミノ酸は蓄えることができない

健康によいという考えで1日1食にしたり、週末だけ断食するといった「間違った健康知識」が多く存在します。人間の体はエネルギー源となる、ブドウ糖や脂肪は蓄えることができますが、体を作る重要な栄養素であるアミノ酸は残念ながら蓄えておくことができません。ではアミノ酸は、どのようなタイミングで食事から摂取するとよいのでしょうか。

血液中に常にアミノ酸がキープできている状態にするためには、食事からタンパク質を摂り、消化・吸収されアミノ酸として血液に流れるまでの時間を考えると、およそ3時間ごとにタンパク質を摂らなければいけないということになります。そうすることで、筋肉の分解を抑えることができサルコペニア予防にもなります。

本格的にトレーニングしている人に必要なタンパク質量は、体重1kgに対して2gくらいです。体重60kgの人なら120gとなります。「なんだ120gくらいなら1回肉を食べればOK」と思うかもしれませんが、実は肉100gに対してのタンパク質量はたった20gで、食事からはタンパク質総量の1／5程度しか摂れません。つまり、タンパク質を120g摂るためには、実質肉を600g食べなければならないため、3度の食事で足りないタンパク質を補うために2〜3回に分けてプロテインパウダー摂取をしているのです。しかし、これはあくまでもトレーニングをして、筋肉を大きくしたい人の話。一般の人で筋肉量を維持するためにはタンパク質が1日約60g必要ですので、卵や牛乳、肉や魚など1日3食トータル300gになるように摂ってください。

「1日1食」や「断食」などは、アミノ酸の不足によって筋肉が落ちることで、かえって太りやすくなりますし、肌や髪の毛の健康を維持するだけのタンパク質量がないため、肌のトラブルや抜け毛や白髪の原因になります。必ず、1食あたりタンパク質100gは最低摂るようにしてください。

それでは、三大栄養素（タンパク質・糖質・脂質）を朝昼晩にどのくらい摂ればいいのでしょうか。

朝食は非常に大事で、脳にしっかりとエネルギーを送る必要があるので、メインが炭水化物（糖質）で一緒にタンパク質を摂るといった感じです。ですからパンにベーコンエッグといった欧米の朝食は、非常に理にかなっています。

一方昼食は、まだまだその後の労働時間が長いですから、タンパク質はもちろんですが、持久力のエネルギー源となる脂質を多めに摂ることがポイントとなってきます。脂質は、タンパク質や糖質の２倍のエネルギーを産生してくれますから。

晩はタンパク質がメインとなります。寝ているときに体の修復を行っていますので、脂質と糖質を少なめにして、タンパク質をしっかり摂ってください。

糖質オフで痩せられるのは２週間まで

三大栄養素と言われるように、私たちの体にはタンパク質、糖質、脂質がそれぞれたっぷり必要ですから、その３つをしっかり摂ることは基本です。さらに摂取するタイミングと配分に気をつけると、より効率的に筋肉を増やせます。

数年前から糖質制限食が広まっています。とくにフィジーク（ボディビルより細めで、きれいな逆三角形の体を競う）の大会に出ているような人は、大会前になるにつれて体を絞るため、極端な糖質制限を始めるのですが、実は1週間に1回は糖質をドカ食いしているのです。

なぜそんなことをするのかというと、ずっと糖質を制限していると、体がその状態に慣れてしまうからです。恐らく糖質制限ダイエットをやったことがある人は実感したと思うのですが、糖質制限を始めた当初はぐんぐん体重が落ちるけれども、2週間ぐらいするとピタッと止まったのではないでしょうか。そこからは、どんなに頑張って我慢をしてもほとんど変わらない。

そこでフィジークに励む人たちは、1週間に1回は丼飯などを2～3杯食べて、「俺は糖質制限していないよ、だから省エネにしなくていいよ」と脳に教えてあげるのです。このように効率よく筋肉を作ることを業界用語で〝バルクアップ〟と言い、直訳すると〝かさ上げ〟という意味になります。つまり、食事をコントロールしたり筋トレしたりすることで効率よく筋肉をかさ上げしよう、というものなのです。

ですがあくまでこれは、大会という目標があって、そこまでの期間限定でおこなう方法です。この過程はＹｏｕＴｕｂｅにも多数アップされていて、見ていると「糖質制限てこんなに痩せるんだ！」と思ってしまいますが、決して体によいことではありません。一般の人は絶対に真似をしないでほしいと思います。

〝貧乏な血液〟の人が増えています！

血管の筋肉の原料となる食べ物はタンパク質だとお話ししてきましたが、どんなに血管が丈夫になっても、その中を流れる血液が健康でなくては何の意味もありません。そのためにもタンパク質、糖質、脂質の三大栄養素をしっかりと摂ってほしいと思います。ポイントは〝タンパク質中心〟であって、タンパク質だけ摂っていればいい、というわけではありませんから。

血液を健康にするための食事についても触れておきたいと思うのですが、実を言いますとこれは非常にシンプルで、バランスよく食べてしっかり水を飲みましょう、ということだけなのです。

私たちの体になぜ血液というものが流れているかというと、最大の目的は酸素と栄養素を各細胞に届けることです。しかしダイエットや偏った健康志向によって、糖質や脂質の摂取量を減らしてしまう。そうなると栄養バランスが悪い血液になる。そんな**〝貧乏な血液〟になっている人が多くいる**のです。

血液が貧乏だと何が起こるかと言いますと、まず思い浮かぶのが貧血だと思います。貧血とは、鉄分が不足することで赤血球が酸素を全身に届けることができなくなります。とくに立った状態では脳へ酸素が送れず、フラフラして倒れてしまうこともあります。

貧血のように症状が出ていれば対策は立てられますが、これがビタミンAやビタミンB群といった栄養分の不足になると、生命に関わるほどの緊急性はありません。ですからビタミンAやB群を多く含む肉や、ビタミンB_1などを含む炭水化物はダイエットのために制限できてしまうわけです。

もちろん、肌が荒れるとか口内炎ができるとか髪の毛がパサパサになってくるとか、「足りていませんよ」というサインはちゃんと出ています。本当はその時点で「これは糖質制限で栄養バランスが悪くなっているんだな」と食事を改善してほしいのですが、多くの人はそこでサプリメントで栄養を補おうとします。しかしサプリメントに含有されているビタミンというのは、ほとんど体には取り込まれず尿と一緒に排出されてしまうのです。

ビタミンというのは、化学反応する性質の強い栄養分です。たとえば水溶性のビタミンCはクエン酸とくっつく作用がありますし、脂溶性のビタミンは脂に溶けやすいので脂と一緒に摂取すると吸収率が高まります。つまり、ビタミンは単体で摂取してもほとんど体に取り込まれないので、そういう意味でも一緒に他の栄養分、とくにタンパク質をしっかり摂らなくてはならないのです。

栄養素は「吸収」を考えないと意味がない

ビタミンに限らず、サプリメントで摂取した栄養素はすべて吸収されていると思いがちですが、実際は違います。

薬理学では、摂取した医薬品がどれくらい体内に吸収されているかを考えて、新薬などはその吸収率を前提に開発されます。サプリメントは「薬」ではありませんので、この吸収率の基準がありません。吸収率０％でも売られている商品はたくさんあります。

筋肉を鍛えている人はたしかに栄養分のことをよく調べていて、トレーニング前は、この栄養分、トレーニング後は、この栄養分を摂ったほうがいい、と理論的に考えサプリメントで補給をしますが、栄養学でいうサプリメントの含有量は体外の数値であって、薬理学でいう体にちゃんと吸収される量とは、まったく違ってくるのです。

たとえばレモンはビタミンＣの宝庫と言われますが、含有しているのは決してビタミンＣだけではありません。クエン酸やポリフェノールやカリウムなど、いろんな栄養素の複合体となってビタミンCの吸収率を上げているわけです。それをビタミンCの成分、アスコルビン酸だけ増やして「これはレモン30個分のビタミンCが入っています」というようなドリンクやサプリを摂取しても、残念ながらほとんどが尿となって排出されてしまうため、吸収率からみるとレモン1個に劣ってしまうのです。

また、ビタミンのサプリメントを飲んだところ異様に黄色い尿が出た、という経験をした人は多いのではないでしょうか。あれはリボフラビン（ビタミンB_2）という成分が濃い黄色をしているからです。栄養ドリンクも、茶色っぽい遮光瓶に入っているので一見わかりませんが、リボフラビンを多く含有しているので、瓶から出してみるとものすごく濃い黄色をしています。ですがこちらも体にはほとんど吸収されません。その証拠に、飲んだ後はやはり真っ黄色の尿が出るはずです。

しかしこれを食材で摂るとどうでしょう。たとえば牛乳にもビタミンB_2は含まれていますが、尿が黄色くなることはないですよね。つまり、ビタミンB_2が完全吸収されているということです。

豚肉にもビタミンB_1、B_2が入っていますが、やはり黄色い尿は出ません。これは豚肉の中に、他にもリンやマグネシウムなど、ビタミンをしっかり体に吸収させるための様々な栄養素が入っているからです。栄養素というのはこのように複合体で入っていることが大切で、つまり自然な食材で栄養を摂ったほうが吸収率の面からみても完璧なのです。

脳の血管を鍛えるには「楽しむ食事」が必要!?

昨今は、体に必要な栄養素を科学的に考えて、ビタミンをサプリで摂ったり、朝食の時間がないので、消化吸収のいいジェルタイプの栄養ドリンクを飲んだりしています。たしかに「体のための食事」としては、それもいいのかもしれません。

しかし、時間に余裕があるときは「楽しむための食事」をぜひ摂っていただきたいのです。それには理由があります。そうすることで、脳の血管が鍛えられるからなのです。なかなか脳の血管を鍛えることは難しくてできないのですが、脳を活性化して脳の血管を鍛えるやり方があるのです。

それが〝雑談〟なんです。

「えっ？　それだけ！」と思われた方も多いと思いますが、「それだけ」なんです。

実は、人工知能のＡＩがどれだけ進化しても、３～４人と同時に対応することはできません。でも、皆さんは普通に喫茶店で４人くらいのお友達と雑談していますよね。これってＡＩ研究者からすると凄いことなのです。笑ったり、ジョークを言ったり、つっこんだり……「こんなこともあったね」「そうそう、あった！」……過去の記憶回路も連動させて会話しています。まわりからみると、たわいもないくだらない会話かもしれませんが、コンピューターには雑談ほど難しいものはないのです。これからは、脳の血管のためにも「価値観のあった仲間」と雑談しながら食事を楽しんでください。

卵は1日2個以上食べる

いろいろとお話をしてきましたが、血管によい食事というのはタンパク質を中心にいろいろなものをバランスよく食べること。そしてそのタンパク質は、できるだけ動物性のものをしっかり摂ること、これに尽きます。

とくに年齢が高くなればなるほど、消化能力が落ちてきて一度にたくさんの量を食べられなくなっていくことも考えると、できる限り、植物性よりも、人間にとって必要な質と量のアミノ酸を含有している動物性タンパク質を摂ってほしいのです。そこでおすすめな食材が、卵です。卵というのは必須アミノ酸9種類をバランスよく含んでいるだけでなく、脂質、ミネラル、ビタミンも豊富に含んでいる。つまり、完全栄養食なのです。実際、食糧が今ほど豊富でなかった昔は、病人には卵を食べさせて滋養をつけさせていました。

しかし卵というと、「コレステロール値が高い」とか「週に3個以上食べると心疾患のリスクが高まる」といったネガティブな情報が多く出回っています。

ですがこういった研究は、調べてみるとつっこみどころがたくさんあるのです。卵をたくさん食べていた人とそうでない人とで死亡率に差が出たということですが、本当に卵が原因なのか極めて不明瞭なのです。実際に卵だけで生活する実験もできませんし、週に3個以上食べるグループに運動する人としない人の差も調べていませんでした。恐らく調べている人のほとんどは運動などしていない人ばかりでしょう。それを「これだけの期間調べました、こんなにたくさんの人を調べました、だからビッグデータです」と言うのですが、そもそも実験の対象者が悪すぎるのでデータとしてはあまりに信頼に欠けるものばかりなのです。

血管を強くするためにも、卵は積極的に食べてほしいと思います。できれば一日2個以上、いえ、2個以上食べなくてはいけない！　と言ってもよいでしょう。

一般的に日本人の1日に必要なタンパク質摂取量は体重×0・8gとされています。体重が50kgの人なら40g、60kgの人なら48g。ですがスポーツ選手となると体重×2gが必要とされていますから、60kgの人なら120gが必要になります。卵1個に含まれるタンパク質量は約6～7gですから、2個食べてもまだまだ足りません。しかもタンパク質が分解されたアミノ酸は使われないと約3時間ほどで排出されてしまいますから、朝昼晩の毎食摂ることをおすすめします。

牛乳も卵に次ぐ完全栄養食

卵に次いで万能食品と言えるのは、牛乳です。牛乳のよいところは、タンパク質でも固形物ではないところ。だから飲んで1～2分で腸に到達するのです。

肉を食べるとまず胃の中で2～3時間かけてドロドロに溶かされます。それから十二指腸で消化液と混ざり、様々な栄養素に分解されて、長～い小腸へと進み、そこで体内に吸収されます。そこから残ったものが大腸に行き、水分が吸収された後、便となって排泄されるのです。

つまり、アミノ酸に分解されて体に吸収されるまでには5～6時間かかる。消化の悪い人だと、下手すると1日ぐらいかかってしまうこともあるのです。そうするとアミノ酸が体のエネルギーになるまで時間がかかりすぎてしまうので、すぐに腸に届く牛乳は非常に効率がよいのです。

そう聞くと、「じゃあ牛乳だけ飲んでいればいいのでは？」と思うかもしれません。しかし牛乳だけになると、胃や十二指腸の活動が激減して弱ってしまうので、かえって栄養吸収率が悪くなってしまいます。実際、長期間流動食だけで過ごしていると、栄養は足りているはずなのに痩せていきますよね。ですから牛乳と併せて、固形物のタンパク質もしっかり摂るようにしましょう。

ただし、牛乳といっても無脂肪のものは選ばないようにしてください。野菜には水溶性と脂溶性の両方のビタミンが入っているのですが、脂肪分がないと脂溶性のビタミンの吸収が悪くなってしまいます。クリームシチューなど牛乳を使う料理で無脂肪牛乳を選ぶと、せっかくの野菜の栄養素が半減してしまいます。

動物性タンパク質をおすすめする理由

できるだけ植物性より動物性タンパク質にしてください。とお願いしたのにはしっかりとした理由があります。

まず肉には、牛・豚・鶏の共通の栄養素として、神経を守り、有害物質の排出をしてくれるアスパラギン酸、脳機能を活性化してくれるグルタミン酸、肌の栄養素として、また疲労回復に役立つイノシン酸が入っています。

次にそれぞれのお肉の効能効果を見ていきましょう。

牛肉は、全般的な栄養が多いので、少量しか食べることのできないお年寄りや体を鍛えている人、また成長過程の子供におすすめです。

豚肉は、何といっても糖を素早くエネルギーに変えてくれるビタミンB_1が牛肉の約10倍も入っています。血糖値が高めの人は、ぜひ豚肉をどうぞ。ちなみににんにくや玉ねぎ、にらなどに含まれる「硫化アリル」、あのツーンとする刺激臭の成分ですが、これが豚肉と相性バッチリです。一緒に食べることで、硫化アリルがビタミンB_1と結合して「アリチアミン」という物質になり、さらにビタミンB_1の吸収を高めてくれます。「スタミナ定食」といわれるものが、豚＋硫化アリルの組み合わせなのは偶然ではないのです。

鶏肉ですが、カロリーと脂質が低く、タンパク質は多いのでダイエット中の人に、またカロリーコントロールしているアスリートなどにおすすめです。

最後に、魚も良質のタンパク質が多く含まれている大切な「お肉」です。

特に牛・豚・鶏からは摂取できない栄養素として、魚の油に含まれるＤＨＡやＥＰＡがあります。これらは、脳の栄養素とも言われていて、脳の血流をよくして学習能力や記憶能力を高める効果が期待できます。

タンパク質の吸収をよくする食べ合わせ

栄養バランス的に様々な食材を摂ることが大切だとお伝えしましたが、そうは言っても毎日5品も6品もおかずを作るのは大変ですよね。そこで、血管の原料であるタンパク質の吸収率がよくなる食べ合わせについても、いくつか挙げておきたいと思います。

・納豆ご飯

大豆はたしかに20種類のアミノ酸を含んでいるのですが、そのうちリジンなどが多く、メチオニンが少なめです。アミノ酸の成分というのは、少ないほうに合わせて、多いものは捨てられてしまいます。ですから納豆の場合、メチオニンに合わせてリジンの大半は捨てられてしまうということ。それを防ぐには、メチオニンの量を増やすことが必要です。そこで、ご飯（白米）なのです。ご飯は大豆とは反対に、メチオニンが多くリジンが少ない。だから納豆ご飯にすると、リジンとメチオニンの量が揃い、栄養吸収効率が劇的にアップします。

このようにバランスのいい組み合わせだからこそ、私たちは納豆ご飯を「おいしい！」と感じるわけなのです。

・赤味噌汁

赤味噌は、普通の味噌の３倍のアミノ酸を含んでいます。つまり、１杯で３杯分のアミノ酸が摂取できるということ。まさに〝プロテインスープ〟です。しかも発酵食品ですから、普通に大豆を摂るより栄養価も高くなっています。

さらに、味噌汁は野菜や魚介などの具を入れて飲むことが一般的です。それらの具が、味噌の持つアミノ酸吸収率をさらに上げてくれます。また赤味噌汁にはしじみなどの貝類が非常に合いますが、貝にはオルニチンという成分が豊富です。オルニチンは肝臓の回復に効果がありますので、酒飲みの人などは、ぜひ毎日１杯の赤味噌のしじみ汁を飲んでください。

「健康には減塩」という常識のもと、味噌汁を控えている人が少なくありません。しかし、ご安心ください。実は味噌に含まれる「ニコチアナミン」という成分が、体の余分な塩分を排出してくれることがわかっています。また、糖尿病の死亡率が低い都道府県上位の愛知県では、昔から赤味噌をよく用いており、その赤味噌に含まれる「メラノイジン」には、糖の吸収スピードを抑えてくれる効果があります。赤味噌の味噌汁を毎日飲むことで、高血圧や糖尿病から守られていたのです。

味噌は、お湯などに溶かして飲むだけでも十分に栄養が摂れます。私たちの体は寝ているときにもっとも修復作業がおこなわれますから、寝る前にタンパク質を少し摂るのが理想的。そのとき味噌汁は重たくなく消化の負担も少ないですから、非常におすすめなのです。

お酒はOK、ただし「適量なら」です！

お酒を飲むと顔が赤くなったりしますが、それはアルコールのせいではなく、アルコールが分解されてできる物質・アセトアルデヒドが作用しているからです。

アルコールは体内に入ると、胃や小腸で吸収された後、肝臓でアセトアルデヒドという物質に分解されます。実はこのアセトアルデヒドは非常に毒性が高く、かつ血管を拡張させる作用があります。飲んでいると顔が赤くなり、飲みすぎると気持ちが悪くなるのはこのせいです。体は猛毒のアセトアルデヒドをできるだけ早く無毒化したい。そこで次はアセトアルデヒドを酢酸に変えて無毒にし、最終的に炭酸ガスと水に分解され、尿として排出されます。このアセトアルデヒドに分解する酵素をⅠ酵素、酢酸に変える酵素をⅡ酵素とするなら、お酒が強い人というのは、Ⅰ酵素とⅡ酵素の両方をたくさん持っているということ。血管の拡張が始まる前に酢酸に変えてしまうので、顔が赤くならない、というわけなのです。

反対にお酒が弱い人というのは、Ⅰ酵素はたくさん持っているけれどⅡ酵素は少ない、という人です。つまり、アセトアルデヒドに分解するところまではいくのですが、なかなか酢酸に変わらないので、体内にとどまったアセトアルデヒドが血管を拡張させて顔が真っ赤になったり、毒素のアルデヒドが溜まってきて、「気持ち悪い〜」となったりしてしまうのです。

そしてまったくお酒が飲めないという人は、Ⅱ酵素をまったく持っていない、ということ。だからお酒が飲めない人は、無理して飲んではいけないのです。

お酒を飲むうえで一番よくないのが、長い時間飲むことです。その間、肝臓はずっと働き続けることになるので、ものすごいダメージです。しかもお酒に強い人は毎日のように飲みますから、日に日に肝臓は疲弊していきます。

またビール好きな人には、仕事終わりのビールをよりおいしく飲みたくて、水分をがまんする人がいますが、危険ですので絶対にやめてください。また、アルコールによって腎臓の血液循環がよくなり、利尿作用が促進されてしまいます。つまりビールは体内の水分を極端に減らしてしまうので、水分を摂っていないと血液がドロドロになってしまいます。

ちなみに休肝日を設ければよい、という説も信じないようにしてください。毎日大量のお酒を飲んで、週に1日お酒を断ったくらいで肝臓は復活しません。反対に365日飲み続けても、それが適量なら、肝臓はたいして傷まないのです。

「お酒はたしなむ程度がよい」とはよく言われますが、たしかに適量ならリラックス効果があり血管にもいいくらいです。ですが記憶がなくなるほど飲むと、肝臓や腎臓の病気を引き起こすことになってしまうのです。

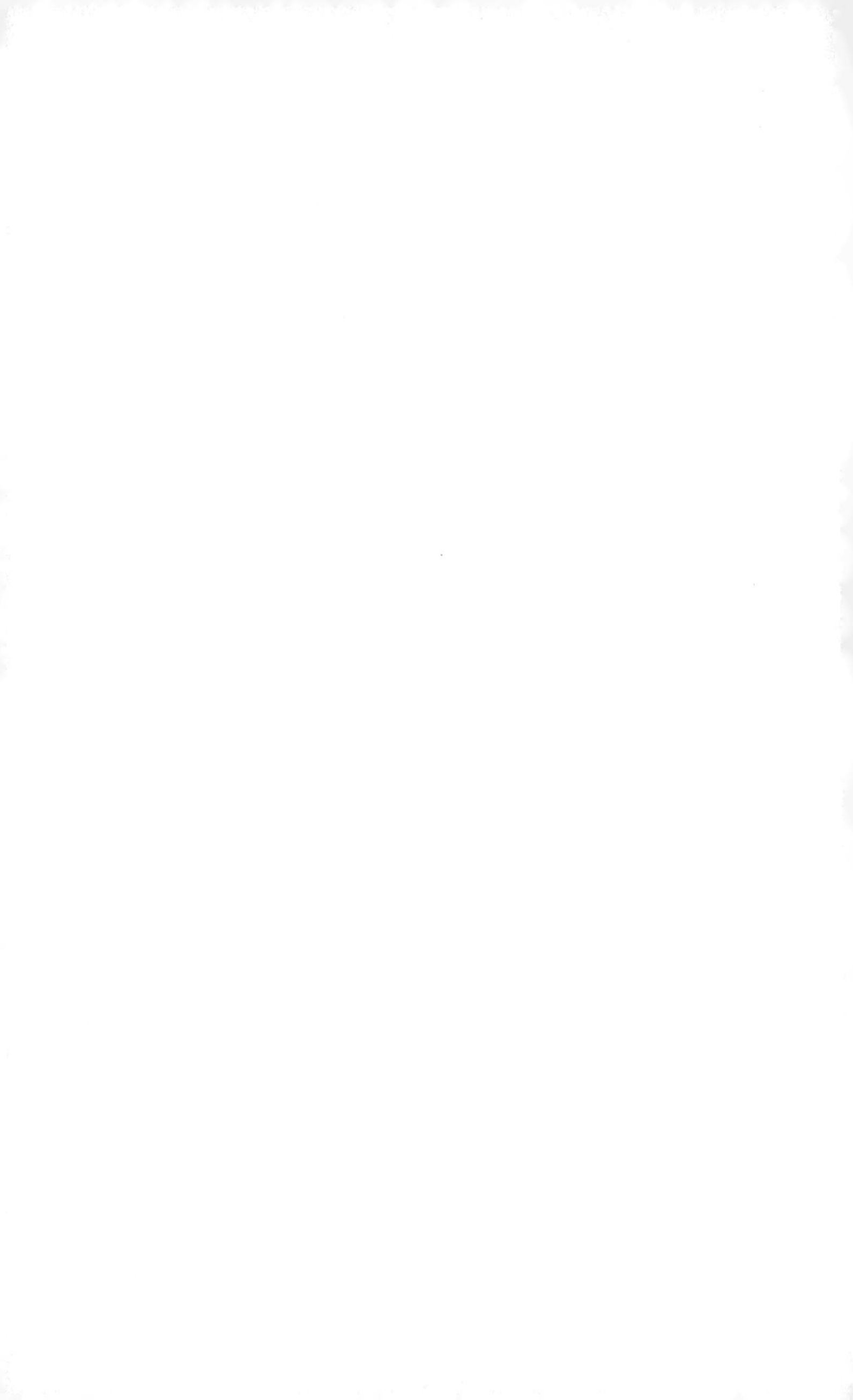

【スタッフ】
モデル／殿柿佳奈（スペースクラフト）
ヘア＆メイク／木村三喜
撮影／伊藤泰寛（本社写真映像部）
編集協力／山本奈緒子

本書は2019年10月29日に小社より刊行された『血管を鍛えるとすべてよくなる！　血圧も、血糖値も、内臓脂肪も！』を新書化したものです。

加藤雅俊

薬剤師／薬学研究者。ミッツ・エンタープライズ（株）代表取締役社長。JHT日本ホリスティックセラピー協会会長。JHT日本ホリスティックセラピストアカデミー校長。薬に頼らずに、食事や運動、東洋医学など、多方面から症状にアプローチする、「ホリスティック」という考え方を日本で初めて提唱。現在もその第一人者である。大学卒業後、ロシュ・ダイアグノスティックス（株）研究所にて血液関連の研究開発に携わった後、起業。著書に『こう食べれば身体が変わる　アミノ酸食事術』『薬も減塩もいらない　1日1分で血圧は下がる!』（ともに講談社）など多数。著書累計は250万部を超える。

講談社＋α新書　871-2 B

1日3分!

血圧と血糖値を下げたいなら血管を鍛えなさい

加藤雅俊 ©Kato Masatoshi 2023

2023年11月15日第1刷発行

発行者――髙橋明男

発行所――株式会社 講談社

東京都文京区音羽2-12-21 〒112-8001

電話 編集(03)5395-3522

販売(03)5395-4415

業務(03)5395-3615

デザイン――鈴木成一デザイン室

カバー印刷――共同印刷株式会社

印刷――株式会社新藤慶昌堂

製本――牧製本印刷株式会社

本文図版制作――朝日メディアインターナショナル株式会社

KODANSHA

定価はカバーに表示してあります。

落丁本・乱丁本は購入書店名を明記のうえ、小社業務あてにお送りください。

送料は小社負担にてお取り替えします。

なお、この本の内容についてのお問い合わせは第一事業本部企画部「＋α新書」あてにお願いいたします。

Printed in Japan

ISBN978-4-06-534017-2

講談社＋α新書

書名	著者	内容	価格	番号
IoT最強国家ニッポン 日本企業が4つの主要技術を支配する時代	南川　明	レガシー半導体・電子素材・モーター・電子部品……IoTの主要技術が全て揃うのは日本だけ!!	968円	811-1 C
がん消滅	中村祐輔	最先端のゲノム医療、免疫療法、AI活用で、がんの恐怖がこの世からなくなる日が来る！	990円	812-1 B
定年破産絶対回避マニュアル	加谷珪一	人生100年時代を楽しむには？　ちょっとのお金と、制度を正しく知れば、不安がなくなる！	946円	813-1 C
危ない日本史	本郷和人 NHK「偉人たちの健康診断」取材班	明智光秀はなぜ信長を討ったのか。石田三成の遺骨から復元された顔は。龍馬暗殺の黒幕は	946円	814-1 C
日本への警告 米中ロ朝鮮半島の激変から人とお金が向かう先を見抜く	ジム・ロジャーズ	日本衰退の危機。私たちは世界をどう見る？新時代の知恵と教養が身につく大投資家の新刊	990円	815-1 C
起業するより会社は買いなさい サラリーマン・中小企業のためのミニM&Aのススメ	高橋　聡	定年間近な人、副業を検討中の人に「会社を買う」という選択肢を提案。小規模M&Aの魅力	924円	816-1 C
「平成日本サッカー」秘史 熱狂と歓喜はこうして生まれた	小倉純二	Jリーグ発足、W杯日韓共催——その舞台裏にもまた「負けられない戦い」に挑んだ男達がいた	1012円	817-1 C
メンタルが強い人がやめた13の習慣	エイミー・モーリン 長澤あかね 訳	一番悪い習慣が、あなたの価値を決めている！最強の自分になるための新しい心の鍛え方	990円	818-1 A
メンタルが強い子どもに育てる13の習慣	エイミー・モーリン 長澤あかね 訳	子どもをダメにする悪い習慣を捨てれば、〝自分を律し、前向きに考えられる子〟が育つ！	1045円	818-2 A
人間関係が楽になる神経の仕組み 脳幹リセットワーク	藤本　靖	わりばしをくわえる、ティッシュを噛むなど、たったこれだけで芯からゆるむボディワーク	990円	819-1 B
もの忘れをこれ以上増やしたくない人が読む本 脳のゴミをためない習慣	松原英多	今一番読まれている脳活性化の本の著者が、「すぐできて続く」脳の老化予防習慣を伝授！	990円	820-1 B

表示価格はすべて税込価格（税10％）です。価格は変更することがあります

講談社+α新書

全身美容外科医 道なき先にカネはある
高須克弥
「整形大国ニッポン」を逆張りといかがわしさで築き上げた男が成功哲学をすべて明かした！
968円 821-1 A

世界のスパイから喰いモノにされる日本 MI6、CIAの厳秘インテリジェンス
山田敏弘
世界100人のスパイに取材した著者だから書ける日本を襲うサイバー嫌がらせの恐るべき脅威！
968円 822-1 C

空気を読む脳
中野信子
日本人の「空気」を読む力を脳科学から読み解く。職場や学校での生きづらさが「強み」になる
946円 823-1 C

生贄探し 暴走する脳
中野信子 ヤマザキマリ
「世間の目」が恐ろしいのはなぜか。知っておきたい日本人の脳の特性と多様性のある生き方
968円 823-2 C

笑いのある世界に生まれたということ
中野信子 兼近大樹
「笑いの力」で人生が変わった人気漫才師が脳科学者と、笑いとは何か、その秘密を語り尽くす
990円 823-3 C

ソフトバンク崩壊の恐怖と農中・ゆうちょに迫る金融危機
黒川敦彦
巨大投資会社となったソフトバンク、農家の預金等108兆を運用する農中が抱える爆弾とは
924円 824-1 C

ソフトバンク「巨額赤字の結末」とメガバンク危機
黒川敦彦
コロナ危機でますます膨張する金融資本。崩壊のXデーはいつか。人気YouTuberが読み解く。
924円 824-2 C

次世代半導体素材GaNの挑戦 22世紀の世界を先導する日本の科学技術
天野浩
ノーベル賞から6年——日本発、21世紀最大の産業が出現する!! 産学共同で目指す日本復活
968円 825-1 C

会計が驚くほどわかる魔法の10フレーズ
前田順一郎
この10フレーズを覚えるだけで会計がわかる！「超一流」がこっそり教える最短距離の勉強法
990円 826-1 C

ESG思考 激変資本主義1990—2020、経営者も投資家もここまで変わった
夫馬賢治
世界のマネー3000兆円はなぜ本気で温暖化対策に動き出したのか？ 話題のESG入門
968円 827-1 C

超入門カーボンニュートラル
夫馬賢治
カーボンニュートラルから新たな資本主義が誕生する。第一人者による脱炭素社会の基礎知識
946円 827-2 C

表示価格はすべて税込価格（税10%）です。価格は変更することがあります

講談社+α新書

書名	著者	内容	価格・番号
内向型人間が無理せず幸せになる唯一の方法	スーザン・ケイン 古草秀子 訳	成功する人は外向型という常識を覆した全米ミリオンセラー。孤独を愛する人に女神は微笑む	990円 828-1 A
トヨタ チーフエンジニアの仕事	北川尚人	GAFAも手本にするトヨタの製品開発システム。その司令塔の仕事と資質を明らかにする	968円 829-1 C
ダークサイド投資術 元経済ヤクザが明かす「アフター・コロナ」を生き抜く黒いマネーの流儀	猫組長(菅原潮)	恐慌と戦争の暗黒時代にも揺るがない「王道の投資」を、元経済ヤクザが緊急指南!	968円 830-1 C
カルト化するマネーの新世界 元経済ヤクザが明かす「黒い経済」のニューノーマル	猫組長(菅原潮)	投資の常識が大崩壊した新型コロナ時代に、元経済ヤクザが放つ「本物の資産形成入門」	968円 830-2 C
シリコンバレーの金儲け	海部美知	「ソフトウェアが世界を食べる」時代の金儲けの法則を、中心地のシリコンバレーから学ぶ	968円 831-1 C
認知症の人が「さっきも言ったでしょ」と言われて怒る理由 5000人を診てわかったほんとうの話	木之下徹	認知症一〇〇〇万人時代。「認知症=絶望」ではない。「よりよく」生きるための第一歩	968円 832-1 B
成功する人ほどよく寝ている 最強の睡眠に変える食習慣	前野博之	記憶力低下からうつやがんまで、睡眠負債のリスクを毎日の食事で改善する初のメソッド!	990円 833-1 B
健康本200冊を読み倒し、自身で人体実験してわかった 食事法の最適解	国府田淳	これが結論! ビジネスでパフォーマンスを240%上げる食べ物・飲み物・その摂り方	990円 834-1 B
なぜネギ1本が1万円で売れるのか?	清水寅	ブランド創り、マーケティング、営業の肝、働き方、彼のネギにはビジネスのすべてがある!	968円 835-1 C
藤井聡太論 将棋の未来	谷川浩司	人間はどこまで強くなれるのか? 天才が将棋界を席巻する若き天才の秘密に迫る	990円 836-1 C
藤井聡太はどこまで強くなるのか 名人への道	谷川浩司	最年少名人記録を持つ十七世名人が、名人位に挑む若き天才と、進化を続ける現代将棋を解説	990円 836-2 C

表示価格はすべて税込価格(税10%)です。価格は変更することがあります

講談社+α新書

わが子に「なぜ海の水はしょっぱいの?」と聞かれたら? 尊敬される大人の教養100　「大人」とは何か?研究所 編
地獄に堕ちたら釈放まで何年かかる? 会議、接待、スピーチ、家庭をアゲる「へえ?」なネタ!　858円 837-1 C

なぜニセコだけが世界リゾートになったのか 「地方創生」「観光立国」の無残な結末　高橋克英
地価上昇率6年連続一位の秘密。新世界「ニセコ金融資本帝国」に苦境から脱するヒントがある。　990円 838-1 C

就活のワナ あなたの魅力が伝わらない理由　石渡嶺司
インターンシップ、オンライン面接、エントリーシート……。激変する就活を勝ち抜くヒント　1100円 839-1 C

考える、書く、伝える 生きぬくための科学的思考法　仲野徹
名物教授がプレゼンや文章の指導を通じ伝授する、仕事や生活に使える一生モンの知的技術　990円 840-1 C

この国を覆う憎悪と嘲笑の濁流の正体　青木理 安田浩一
ネットに溢れる悪意に満ちたデマや誹謗中傷、その病理を論客二人が重層的に解き明かす!　990円 841-1 C

ほめて伸ばすコーチング　林壮一
楽しくなければスポーツじゃない! 子供の力がひとりでに伸びる「魔法のコーチング法」　946円 842-1 C

「方法論」より「目的論」 「それって意味ありますか?」からはじめよう　安田秀一
日本社会の「迷走」と「場当たり感」の根源は方法論の呪縛! 気鋭の経営者が痛快に説く!　880円 843-1 C

自壊するメディア　望月衣塑子 五百旗頭幸男
メディアはだれのために取材、報道しているのか。全国民が不信の目を向けるマスコミの真実　968円 844-1 C

認知症の私から見える社会　丹野智文
認知症になっても「何もできなくなる」わけではない! 当事者達の本音から見えるリアル　935円 845-1 C

岸田ビジョン 分断から協調へ　岸田文雄
全てはここから始まった! 第百代総理がその政策と半生をまとめた初の著書。全国民必読　946円 846-1 C

「定年」からでも間に合う老後の資産運用　風呂内亜矢
自分流「ライフプランニングシート」でそこそこ働きそこそこ楽しむ幸せな老後を手に入れる　946円 847-1 C

表示価格はすべて税込価格（税10%）です。価格は変更することがあります

講談社＋α新書

超入門　デジタルセキュリティ　中谷　昇
6G、そして米中デジタル戦争下の経済安全保障において私たちが知るべきリスクとは？
990円 848-1 C

60歳からのマンション学　日下部理絵
マンションは安心できる「終の棲家」になるのか？「負動産」で泣かないための知恵満載
990円 849-1 C

2050　日本再生への25のTODOリスト　小黒一正
人口減少、貧困化、低成長の現実を打破するために国家がやるべきたったこれだけの改革！
1100円 850-1 C

民族と文明で読み解く大アジア史　宇山卓栄
国際情勢を深層から動かしてきた「民族」と「文明」、その歴史からどんな未来が予測可能か？
1320円 851-1 C

世界の賢人12人が見た　**ウクライナの未来　プーチンの運命**　クーリエ・ジャポン編
ハラリ、ピケティ、ソロスなど賢人12人が、戦争の行方とその後の世界を多角的に分析する
990円 852-1 C

「正しい戦争」は本当にあるのか　藤原帰一
核兵器の使用までちらつかせる独裁者に世界はどう対処するのか。当代随一の知性が読み解く
990円 853-1 C

絶対悲観主義　楠木　建
巷に溢れる、成功の呪縛から自由になる。フツーの人のための、厳しいようで緩い仕事の哲学
990円 854-1 C

人間ってなんだ　鴻上尚史
「人とつきあうのが仕事」の演出家が、現場で格闘しながらずっと考えてきた「人間」のあれこれ
968円 855-1 C

人生ってなんだ　鴻上尚史
たくさんの人生を見て、修羅場を知る演出家が考えた。人生は、割り切れないからおもしろい
968円 855-2 C

世間ってなんだ　鴻上尚史
中途半端に壊れ続ける世間の中で、私たちはどう生きるのか？　ヒントが見つかる39の物語
990円 855-3 C

奇跡の小売り王国　**「北海道企業」はなぜ強いのか**　浜中　淳
ニトリ、ツルハ、DCMホーマックなど、北海道企業が各業界のトップに躍進した理由を明かす
1320円 856-1 C

表示価格はすべて税込価格（税10％）です。価格は変更することがあります

講談社＋α新書

その働き方、あと何年できますか？　木暮太一
ゴールを失った時代に、お金、スキル、自己実現を手にするための働き方の新ルールを提案
968円 857-1 C

脂肪を落としたければ、食べる時間を変えなさい　柴田重信
肥満もメタボも寄せつけない！　時間栄養学が教える3つの実践法が健康も生き方も変える
968円 858-1 B

2002年、「奇跡の名車」フェアレディZはこうして復活した　湯川伸次郎
かつて日産の「V字回復」を牽引した男がフェアレディZの劇的な復活劇をはじめて語る！
990円 859-1 C

世界で最初に飢えるのは日本　食の安全保障をどう守るか　鈴木宣弘
人口の六割が餓死し、三食イモの時代が迫る。農政、生産者、消費者それぞれにできること
990円 860-1 C

中学生から大人まで楽しめる　算数・数学間違い探し　芳沢光雄
中学数学までの知識で解ける「知的たくらみ」に満ちた全50問！　数学的思考力と理解力を磨く
990円 861-1 A

高学歴親という病　成田奈緒子
なぜ高学歴な親ほど子育てに失敗するのか？　山中伸弥教授も絶賛する新しい子育てメソッド
990円 862-1 C

悪党　潜入300日　ドバイ・ガーシー一味　伊藤喜之
「日本を追われた者たち」が生み出した「爆弾告発男」の本当の狙いとその正体を明かす！
1100円 863-1 C

完全シミュレーション　台湾侵攻戦　山下裕貴
来るべき中国の台湾侵攻に向け、日米軍首脳は分析を重ねる。「机上演習」の恐るべき結末は——
990円 864-1 C

ナルコスの戦後史　ドラッグが繋ぐ金と暴力の世界地図　瀬戸晴海
ヤクザ、韓国反社、台湾黒社会、メキシコカルテル、世界の暴力金脈を伝説のマトリが明かす
1100円 865-1 C

The アプローチ　スコアを20打縮める「残り50ヤード」からの技術　タッド尾身
タイガー、マキロイ、ミケルソンも体現した欧米式ショートゲームで80台を目指せ！
1100円 866-1 C

「山上徹也」とは何者だったのか　鈴木エイト
安倍晋三と統一教会は彼に何をしたのか、彼の本当の動機とは、事件の深層を解き明かしてゆく
990円 868-1 C

表示価格はすべて税込価格（税10%）です。価格は変更することがあります

講談社＋α新書

在宅医が伝えたい
「幸せな最期」を過ごすために大切な21のこと
中村明澄
相続・お墓など死後のことだけでなく、じつは大切な「人生の仕舞い方」のヒントが満載
990円 869-1 B

「人口ゼロ」の資本論 持続不可能になった資本主義
大西広
なぜ少子化対策は失敗するのか？ 日本最大の難問に「慶應のマル経」が挑む、待望の日本再生論
990円 870-1 C

薬も減塩もいらない
1日1分で血圧は下がる！
加藤雅俊
血圧を下げ、血管を若返らせる加藤式降圧体操を初公開。血圧は簡単な体操で下がります！
968円 871-1 B

1日3分！
血圧と血糖値を下げたいなら血管を鍛えなさい
加藤雅俊
血管は筋肉です！ つまり、鍛えることができます。鍛えるための画期的な体操を紹介します
968円 871-2 B

表示価格はすべて税込価格（税10％）です。価格は変更することがあります